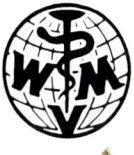

DUFT-QIGONG –
EIN EINFACHER WEG
ZU INNERER HARMONIE

von

Prof. Dr. med. Gertrude KUBIENA und **ZHANG Xiao Ping**

mit

119 Fotos und zwei Wandtafeln der Übungsabläufe

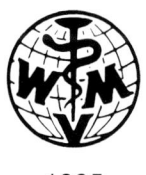

1995

VERLAG WILHELM MAUDRICH
WIEN – MÜNCHEN – BERN

Anschrift der AUTOREN:
Prof. Dr. med. Gertrude KUBIENA
Weimarerstraße 41
A-1180 Wien

ZHANG Xiao Ping
College of Traditional Chinese Medicine
Anton Störckgasse 90/13
A-1210 Wien

Künstlerische Gestaltung des Einbandes: Dr. Peter Newrkla
Fotos: Prof. Dr. Gertrude Kubiena
Filmsatz und Offsetdruck: Ferdinand Berger & Söhne Gesellschaft m. b. H., 3580 Horn, Wiener Straße 80
ISBN 3 85175 641 X

INHALT

VORWORT

Wir leben in einer Welt, die uns Menschen der Natur immer mehr entfremdet. Wir sind daran gewöhnt, Zivilisationsleiden hinzunehmen. Die meisten von uns leiden zwar darunter, wissen auch, daß sie etwas dagegen unternehmen sollten und könnten und bringen doch nur selten die Energie auf, tatsächlich etwas für sich selbst zu tun. Schon gar nicht, wenn dieses Etwas mit körperlicher Anstrengung verbunden ist. Das andere Extrem sind die Körper-Fanatiker, bei denen jeder Sport zum Leistungssport und jede meditative Übung zur Monomanie wird. Konzentration und Ernst sind bei ihnen großgeschrieben.

Duft-Qigong ist eine alte und doch neue Methode zur Entspannung und zur Harmonisierung des Körpers mit der Umwelt, zur Entgiftung, Duft-Qigong II sogar zur Heilung; weiters zum Training und zur besseren Entwicklung der im Körper vorhandenen Lebensenergie Qi und vor allem zu einer lockeren geistigen Haltung, die hilft, den Alltagsstreß ohne Schaden zu verkraften.

Duft-Qigong ist kinderleicht zu erlernen. Die Bewegungsabläufe sind so einfach, daß man die große Wirkung kaum glauben kann.

Im Gegensatz zu anderen Methoden mit dem gleichen Ziel verlangt Duft-Qigong, daß man sich nicht konzentriert und daß man locker und entspannt die Übungen genießt. Duft-Qigong reguliert die natürliche Atmung, aber es verlangt keine besondere Atemtechnik – im Gegenteil! Man darf dabei nicht an die Atmung denken. Man soll überhaupt möglichst wenig bei den Übungen denken – das ist übrigens das Schwierigste an Duft-Qigong.

Duft-Qigong zeigt einen neuen Weg zu geistigen Erkenntnissen auf: Die geistige Entwicklung geht hier über die körperliche Übung, nicht umgekehrt. „Nicht nachdenken, selber tun" heißt der Leitsatz. Einfach erleben, was geschieht und wirklich selber tun! Das gilt auch für Ärzte und ihre Patienten: Duft-Qigong kann wohl dem Arzt bei der Heilung seiner Patienten ungeahnte Kräfte verleihen; die wahre Anwendung aber liegt darin, den Patienten dazu anzuleiten, sich mittels Duft-Qigong selbst zu heilen. Zugegeben – das ist ein ungewöhnlicher Gedanke, denn Ärzte sind es gewöhnt, Patienten eben zu behandeln. Für viele Patienten ist es aber ein wahrer Segen, wenn sie selber etwas tun können.

Duft-Qigong ist die ideale Methode der Vorbeugung durch Anpassung der körpereigenen Schwingungen an die der Umwelt. Deshalb sollte man nicht warten, bis man's braucht, sondern beginnen, solange man noch gesund ist. Wer weiß, was einem so alles erspart bleibt!

Die Verfasser

GELEITWORT

Nach den Vorstellungen der Hopi-Indianer Nordamerikas sind das Weltall und der Körper des Menschen in gleicher Weise strukturiert. Durch beide laufen Achsen. Entlang dieser Achsen befinden sich Vibrationszentren, welche mit den ursprünglichen Lauten im gesamten Universum in Verbindung stehen. So können Botschaften gegenseitig übermittelt, Kräfte übertragen und bei Gefahren Warnzeichen ausgesendet und empfangen werden.

Auf ähnlichen Vorstellungen beruht die chinesische Geheimlehre des Duft-Qigong.

Im alten chinesischen Denken bilden Himmel (das Universum), Mensch und Erde eine große Einheit – eine Einheit von gleichberechtigten Wesenheiten, die für einander Verantwortung tragen, einander unterstützen, ergänzen, vervollkommnen, aber auch stören, zerstören, kurzum: Schaden zufügen können. In dieser Dreiheit spielt der Mensch mit seinem bewußten Erfassen subjektiver und objektiver Gegebenheiten eine gewichtige Rolle. Entspricht sein Verhalten innerhalb der menschlichen Gesellschaft und seines natürlichen Lebensraums den Gesetzen der großen kosmischen Einheit, so findet er Ruhe und strahlt Ruhe aus zum Vorteil aller Wesenheiten. Entspricht sein Verhalten nicht diesen Gesetzen, so stört er seine eigene Ruhe und die Ruhe seiner gesamten Umwelt. Das Mißgeschick der Menschheit seit unendlich langen Zeiten ist also zu einem großen Teil selbstverschuldet, und diese Schuld wächst in unserem Zeitalter, in einer Epoche des scheinbar unbegrenzten Vorteilerwerbs durch ein ungezügeltes, weil kommerzialisiertes, also entmenschlichtes, verdinglichtes Fortschrittsbedürfnis zu einer künstlichen Lawine an, unter der wir uns in absehbarer Zeit vielleicht selbst überrollen, hinwegfegen und so unser eigenes Ende, das Ende unserer Welt heraufbeschwören werden.

Viele Menschen suchen nach neuen Wegen – nach Wegen, die uns die traditionellen Glaubensrichtungen unserer Kultur nicht mehr weisen können. Das ganzheitliche Denken hat sich nur noch im Osten erhalten, und auch dort nur mehr in geheimen Winkeln. Wer es aufzufinden und in unser Bewußtsein zurückzutragen vermag, fördert damit Kräfte zutage, die uns einen Ausweg aus einer gefährlichen Lage weisen könnten. In diesem Sinn ist dieses Büchlein von unschätzbarem Wert. Es hilft nicht nur dem Ruhlosen zurück zur Ruhe und dem Erkrankten auf den Weg zur Heilung, es tut mehr, viel mehr, trotz der Kürze des Texts, in der Förderung des Bewußtseins der Bedenklichkeit unserer geistigen Lage und der Möglichkeit, unserem immer sinnwidriger werdenden Leben einen neuen universal-gemeinschaftlichen Sinn zu geben.

Prof. Ernst Schwarz

8

DIE AUTOREN

GERTRUDE KUBIENA

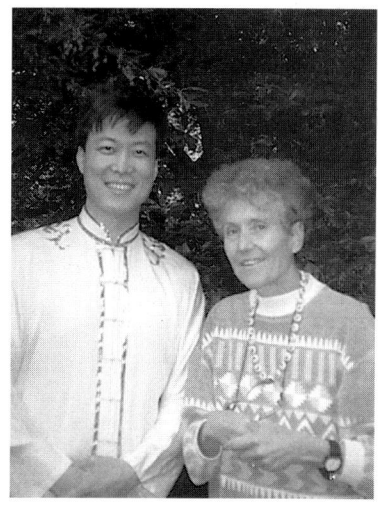

Geboren 1938 in Wien, Ausbildung zur praktischen Ärztin und HNO-Fachärztin, seit 1972 Beschäftigung mit Akupunktur, Mitglied des Ludwig Boltzmann-Institutes für Akupunktur, seit 1984 Lehrtätigkeit „Akupunktur für Ärzte", seit 1989 Studium der Sinologie an der Universität Wien, hat Chinesisch gelernt und arbeitet derzeit an ihrer Diplomarbeit; mehr als 70 Publikationen, darunter sechs Bücher, im heurigen Jahr werden voraussichtlich fünf weitere Werke erscheinen, die meisten davon im Verlag Maudrich. Trude Kubiena veranstaltet seit 1988 in ihrer Eigenschaft als Präsidentin der MED CHIN, der medizinischen Gesellschaft für chinesische Gesundheitspflege in Österreich, Kurse über Taiji Quan, Qigong, Traditionelle Chinesische Medizin; seit September 1994 ist sie Professor. Ihre großen Lieben: China, chinesische Medizin, und ihr Mann, Klaus Kubiena, Herzchirurg im Ruhestand. Trude Kubiena bezeichnet sich selbst als Workaholik.

ZHANG XIAO PING

Geboren am 17. 12. 1961 in Hebei, VR China, beschäftigt sich seit seinem 12. Lebensjahr mit Taiji Quan und Wushu – das sind die altchinesischen Kampfkünste. Sportstudium und Tätigkeit als Sportlehrer in China, führt die von ihm trainierten Taiji- und Kungfu-Gruppen zu zahlreichen Medaillensiegen und gewann selbst acht Gold-, sechs Silber- und sieben Bronzemedaillen. Zhang Xiao Ping ist ein außerordentlich verantwortungsbewußter Lehrer: Er hat selbst viele Jahre Qigong geübt, bevor er begonnen hat, es zu unterrichten. 1989 übersiedelte Zhang Xiao Ping nach Österreich, seit 1992 ist er österreichischer Staatsbürger und lebt mit seiner Familie in Wien, wo er zahlreiche Taiji-, Qigong- und Kungfukurse abhält. Seine großen Lieben sind sein Beruf, die altchinesischen Philosophen und seine Familie – seine Frau Zhao Jun, Ärztin für Traditionelle Chinesische Medizin, und seine beiden Söhne Zaozao und Zhizhi, sieben und zwei Jahre alt.

DIE GESCHICHTE DES DUFT-QIGONG

Der ursprüngliche Name dieser Qigong-Form war „Weisheits- und Bewußtseins-Qigong des Chinesischen Buddhismus". Heute sagt man Chinesisches Duft-Qigong oder einfach Duft-Qigong. Die Quelle ist jedenfalls der Buddhismus, die Geschichte des Duft-Qigong ist uralt. Duft-Qigong ist wohl eine der vielen Qigong-Methoden, hat aber einige Besonderheiten:

Die Verbreitung erfolgte früher nur im Familienkreis von Generation zu Generation. Deshalb war die Methode nur wenigen Menschen bekannt.

Seit 1988 wird Duft-Qigong vom Großmeister Tian Ruisheng verbreitet. Innerhalb weniger Jahre wurde die Methode in China und im Ausland sehr bekannt und beliebt.

Buddha lebte im 6. Jh. v. Chr, etwa zur gleichen Zeit wie Laozi und Konfuzius. Buddha war ein indischer Fürstensohn, der auf alle Privilegien durch seine hohe Geburt verzichtete, in Armut lebte und ungeheure geistige Fähigkeiten entwickelte. Eigentlich ist Buddha der erste und größte Qigong-Meister der Welt. Durch Meditation und Naturverbundenheit führte er die Menschen zur inneren Befreiung.

Zwischen 1. und 3. Jh. n. Chr. kam der Buddhismus durch Mönche von Indien nach China[1], und damit begann die Entwicklung meditativer Methoden wie Qigong. Auch innerhalb der verschiedenen Qigong-Methoden gibt es eine gewisse Hierarchie: Die Kranichübungen sind z. B. eine daoistische Qigong-Methode relativ niedriger Stufe. Duft-Qigong hingegen ist eine buddhistische Methode hohen Ranges.

Duft-Qigong wurde wahrscheinlich in der Tang-Zeit (618–906)[2] von einem Mönch namens Xuan Zhang entwickelt, der „fashi" genannt wurde, was soviel wie „ehrwürdiger Meister" bedeutet und ein Ehrentitel für einen buddhistischen und daoistischen Priester ist[3]. Xuan Zhang fand die Methode des Duft-Qigong intuitiv durch die Erweiterung seines Bewußtseins durch Meditation.

Xuan Zhang gab die Übungen des Duft-Qigong an Chen Wei weiter, und der wiederum an seine Nachkommen. In der Ming-Zeit (1368–1644) erfuhr der berühmte Mönch Jigong[4] von Duft-Qigong, praktizierte es und gab die Methode an einzelne Menschen unter strengster Geheimhaltungspflicht weiter. Und so blieb die Methode bis in unsere Zeit praktisch geheim.

Als der große Meister Tian Ruisheng noch ein Kind von 12 Jahren war, litt er unter einer schwachen Gesundheit, insbesondere an einer schweren Hautkrankheit. Seine Familie war sehr arm und konnte sich keinen Arzt leisten. Tian Ruisheng war halbtot als er den buddhistischen Mönch und ehrwürdigen Meister Si Wukong traf, der ihn wie durch ein Wunder heilte und ihm einige Übungen zeigte, die Tian Ruisheng täglich machen sollte. Beim Abschied sagte Si Wukong, seinen Rosenkranz in der Hand drehend, zu Tian Ruisheng: „Diese Übungen heißen Duft-Qigong. Du sollst täglich üben, 50 Jahre lang. Dann sollst du dein geheimes Wissen an andere Menschen weitergeben, um ihnen zu helfen und sie von Krankheiten zu heilen".

---

[1] Fung YuLan S. 241f.
[2] Ladstätter / Linhart S. 113
[3] Das neue chinesisch-deutsche Wörterbuch S. 222
[4] Übersetzung des Namens: hilfreicher Opa

In der Folge suchte Tian Ruisheng zwei weitere buddhistische Mönche auf, lernte von ihnen mehr über die Weisheit des Buddhismus und erhielt in den 40er Jahren unseres Jahrhunderts einen buddhistischen Möchsnamen: Si Jia Kai.

Tian Ruisheng, nunmehr Si Jia Kai, studierte und befolgte die Lehren des Buddhismus, insbesondere übte er konsequent Duft-Qigong. Durch 50 Jahre Übung entwickelte er einerseits Duft-Qigong, anderseits sein eigenes Wissen, seine Energie und seine Tugend zu einer hohen Stufe. Im Frühling 1988 präsentierte er erstmals in der Geschichte Duft-Qigong im Rahmen einer Großveranstaltung in Luoyang (nahe bei Xi 'An). Die Präsentation war eine Sensation: Ganz China verfolgte die Ereignisse auf dem Bildschirm, auch Zhang Xiao Ping. Es geschahen wahre Wunder: Blinde wurden sehend, Taube hörten wieder, Gelähmte bewegten ihre Glieder, Tumoren verschwanden. Die Menschen lachten, weinten, tanzten....

DUFT-QIGONG I – DIE 15 ÜBUNGEN – Entgiftung, Energiefluß

Vorbereitung: Körper nimmt eine natürliche, lockere Haltung ein, Füße schulterbreit, Gesicht soll lächeln.

Eröffnung: 5mal Hände vor der Brust falten, 5mal waagrecht öffnen und schließen (Ziehharmonika). Dabei sollen vor allem die Unterarme, weniger die Oberarme bewegt werden.

1. 36mal: Der goldene Drache schüttelt seinen Schwanz.
Die gefalteten Hände in Brusthöhe waagrecht (kein Kreis!) zuerst nach links, dann nach rechts führen. Ende vor der Brust. Bewegen sollen sich v. a. die Unterarme, die Oberarme fast nicht.

2. 36mal: Der Pfau nickt mit dem Kopf.
Die gefalteten Hände schwingen von der Mitte der Brust in einem Bogen nach oben (Schlüsselbein) und nach unten (Unterbauch). Achtung! Nicht nur die Handgelenke bewegen, sondern auch die Unterarme!

Übergang: 5mal: Die gefalteten Hände öffnen und schließen (Ziehharmonika). Dabei sollen v. a. die Unterarme bewegt werden. Beim fünften Mal die Hände nach oben bis in Schulterhöhe heben, nicht mehr falten, sondern übergehen zu

3. 31mal: Tempelduft.
Die Hände von Brust- in Schulterhöhe ziehen, Handflächen bis auf Abstand von ca. 10 cm einander annähern, in einem Bogen nach außen bis in Hüfthöhe senken und wieder anheben. Die Handflächen berühren sich nicht mehr; sie zeichnen einen Eiffelturm. Achtung! Handflächen in Hüfthöhe NICHT nach außen drehen, sollen nach unten schauen! Ellbogen nicht ganz strecken!

4. 36mal: Die Handflächen streichen über die Gitarresaiten.
In Brusthöhe Handflächen nach unten, Hände waagrecht vor dem Körper seitwärts bis zu einem Winkel von 45° und wieder zur Mitte führen (Klavierspielen). Achtung! In Mittelstellung sollen die Hände einander nicht berühren!

5. 36mal: Der Mönch teilt sein Essen aus.
In Brusthöhe Handflächen nach oben drehen, Hände waagrecht vor dem Körper seitwärts bis zu einem Winkel von 45° und wieder zur Mitte führen. Auch hier sollen die Hände einander in Mittelstellung nicht berühren!

6. 36mal: Der Wind streicht über die Blätter der Seerosen.
Links beginnen, Hände in 20 cm Abstand voneinander, Daumen nach oben, Hände in Brusthöhe waagrecht (kein Kreis!) vor der Brust hin und her führen. Ende vor der Brust. Achtung! Nicht nur das Handgelenk, sondern auch die Unterarme bewegen!

7. 36mal: Yin/Yang-Drehen nach links:
Die in 20 cm Abstand gehaltenen Hände mit dem Daumen nach oben kreisen in einer Ellipse vor dem Körper (oben und unten lang, seitlich kurz) zwischen Schulter- und Hüfthöhe. Achtung! Handflächen sollen

immer parallel sein und nicht höher als bis zur Schulter gehoben, nicht tiefer als bis zur Hüfte gesenkt werden. Die Hände sollen links und rechts gleich weit nach außen geführt werden.

8. 36mal: Yin/Yang-Drehen nach rechts.
Die in 20 cm Abstand gehaltenen Hände mit dem Daumen nach oben kreisen in einer Ellipse vor dem Körper (oben und unten lang, seitlich kurz) zwischen Schulter- und Hüfthöhe. Achtung! Handflächen sollen immer parallel sein und nicht höher als bis zur Schulter gehoben, nicht tiefer als bis zur Hüfte gesenkt werden. Hände rechts und links gleich weit nach außen führen!

9. 36mal: Auf dem Meer rudern.
Von Hüfthöhe lockere Faust seitlich bis in Brusthöhe ziehen, Faust aufmachen, Hände nach vorne strecken, Handfläche nach unten, seitlich in einem Halbkreis vorwärts wieder senken, in Hüfthöhe wieder Faust machen. Achtung! Arme nicht ganz strecken, Oberkörper nicht bewegen!

10. 36mal: Das Gebot[5] im Kreis drehen.
Hände flach, Handflächen nach unten, die Hände kreisen in Ellipsenform im Abstand von einer Faustbreite umeinander nach vorne (Wolle wickeln). Achtung! Hände vor Mitte der Brust!

11. 36mal: Der Mönch gleitet über das Wasser.
Beide Unterarme – rechter über dem linken – , nach links beginnend vor dem Körper in einem Bogen schwingen (Baby hutschen). Achtung! Oberkörper ruhig halten, rechte Handfläche über dem linken Handrücken halten, nicht verschieben!

12. 36mal: Den Wind ins Ohr schicken:
Hände von vor der Hüfte herauf zu den Ohren heben, Handflächen schauen zum Körper. Endstellung: Fingerspitzen nach hinten (Ohrenschützer). Achtung! Die Mitte der Handfläche (Energiepunkt Laogong) muß gegen den Gehörgang gerichtet sein! Hände berühren Ohren und Körper nicht. Beim Senken der Hände vor dem Körper bleiben, nicht nach hinten schütteln.

13. 36mal: Den goldenen Strahl ins Auge schicken.
Die Hände vor der Hüfte zu „Entenschnabel" formen, Mittelfingerspitzen berühren einander nicht, in einem vertikalen Halbkreis an die Augen heben, durchschauen, wieder vorne zur Hüfte absenken. (Operngucker). Achtung! Brille abnehmen! Augen, Kopf, Körper nicht mit den Fingern berühren!

14. 36mal: Kreuzpendeln der Hände.
Beide Hände vor dem Körper, Handflächen schauen zum Körper, rechte Hand vorne, linke Hand näher zum Körper. Lockeres Seitwärts- und vor dem Körper kreuzendes Pendeln der Unterarme. Achtung! Nicht zu weit seitwärts pendeln, sondern nur bis ca. 45 Grad.

---

[5] Wichtige Texte wurden im alten China auf Schriftrollen festgehalten.

15.	Hände falten, Handwurzel etwas unterhalb des Brustbeines (KG 14[6]). Fingerspitzen nach oben. Ca. 3 Minuten stehen. Augen offen oder locker geschlossen. Bei Herzkranken Fingerspitzen etwas nach vorne absenken, bei Hochdruck Hände etwas tiefer halten.
Schluß:	Energie sammeln. Hände bis in Schenkelhöhe senken, Hände seitlich anheben bis in Schulterhöhe, dabei leichte Faust formen, durch die Nase einatmen; Faust öffnen und senken, dabei durch den Mund ausatmen. „Hände waschen", „Gesicht waschen", „Haare kämmen", eventuell schmerzende, kranke Stellen streichen, Hände streichen von Mitte der Brust abwärts, Bauch massieren, Verstopfung: im Uhrzeigersinn, Durchfall: gegen Uhrzeigersinn, Kreuz streichen. Beine mehrmals von oben nach unten streichen, seitlich, hinten, vorne innen, vorne außen, linkes Bein anziehen, locker stehen. Abschließend einige Minuten langsam locker umhergehen.

---

[6] KG 14 ist ein Akupunkturpunkt knapp unter dem Unterende des Brustbeines.

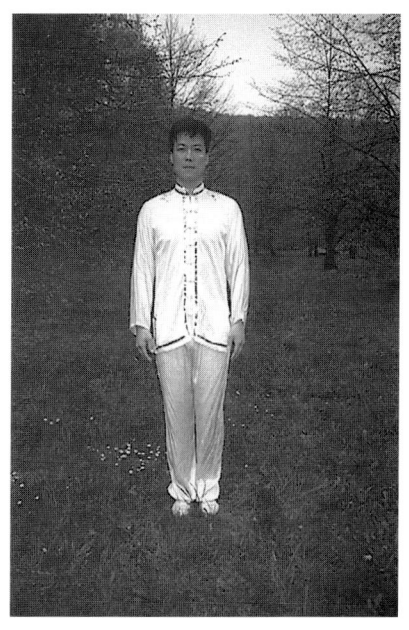 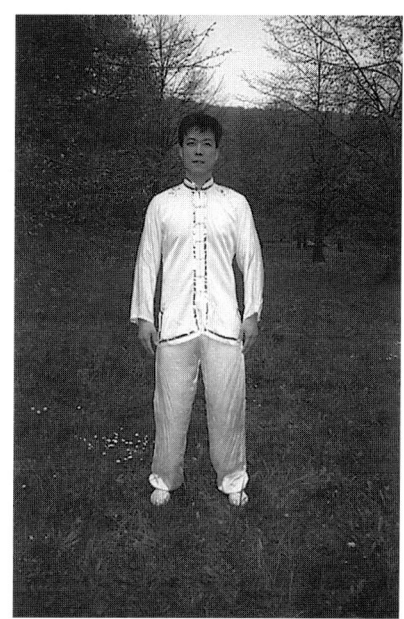

Vorbereitung: Körper nimmt eine natürliche, lockere Haltung ein, Füße schulterbreit, Gesicht soll lächeln.

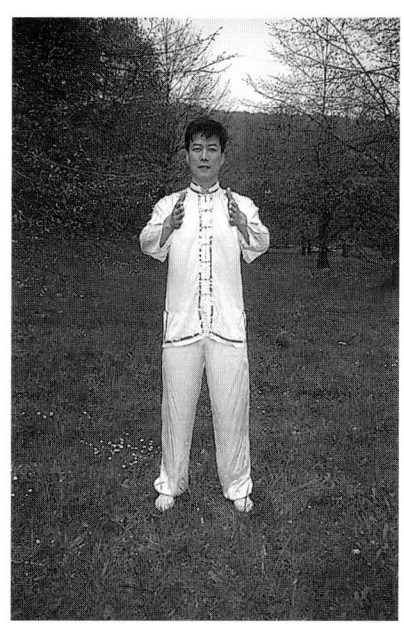

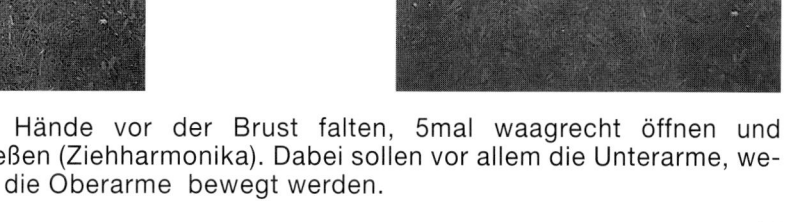

Eröffnung: 5mal Hände vor der Brust falten, 5mal waagrecht öffnen und schließen (Ziehharmonika). Dabei sollen vor allem die Unterarme, weniger die Oberarme bewegt werden.

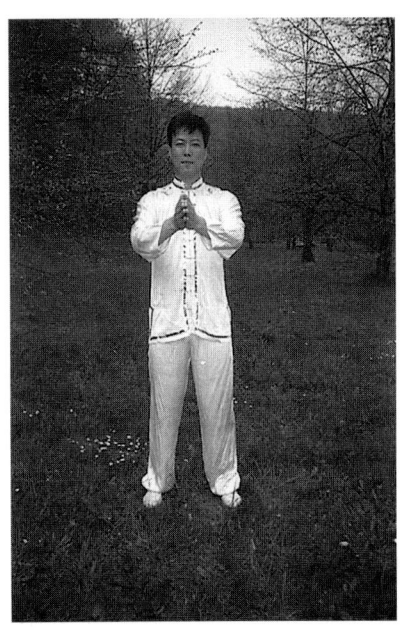 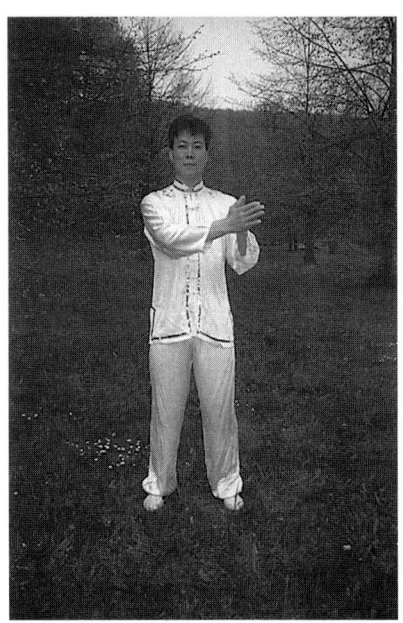

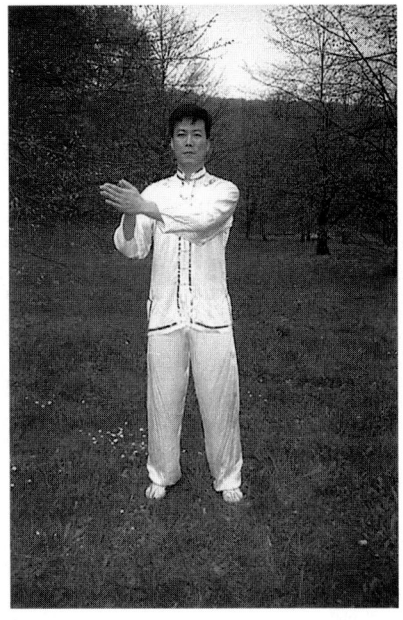

1. 36mal: Der goldene Drache schüttelt seinen Schwanz.
   Die gefalteten Hände in Brusthöhe waagrecht (kein Kreis!) zuerst nach links, dann nach rechts führen. Ende vor der Brust. Bewegen sollen sich v. a. die Unterarme, die Oberarme fast nicht.

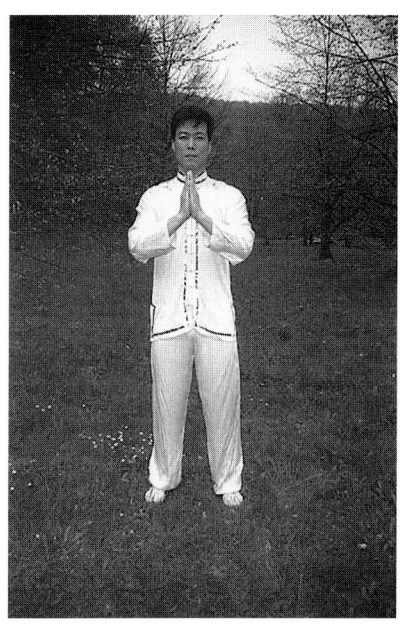
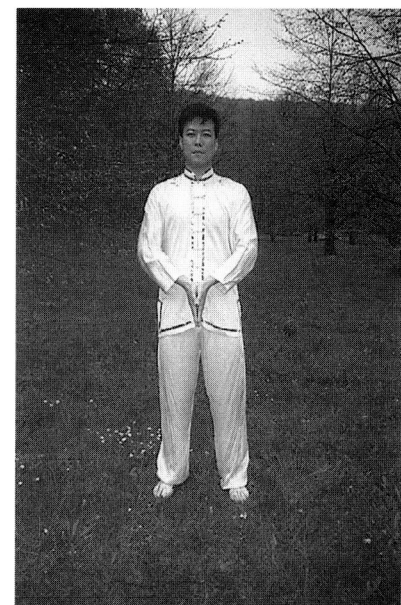

2. 36mal: Der Pfau nickt mit dem Kopf.
   Die gefalteten Hände schwingen von der Mitte der Brust in einem Bogen nach oben (Schlüsselbein) und nach unten (Unterbauch). Achtung! Nicht nur die Handgelenke bewegen, sondern auch die Unterarme!

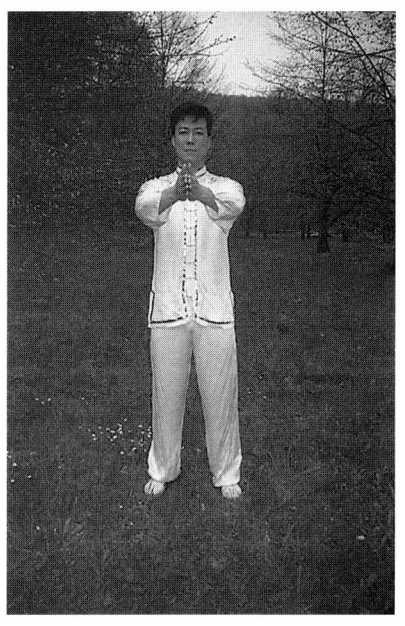
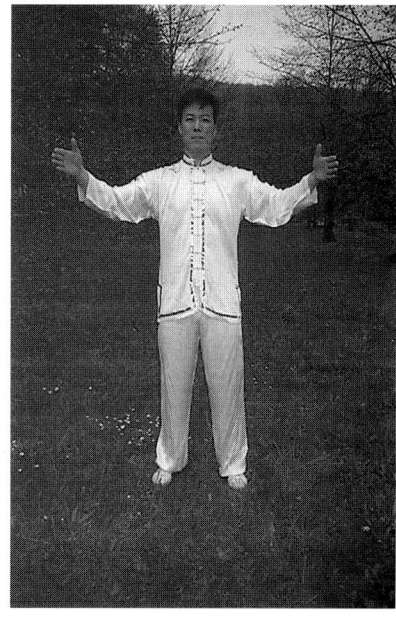

Übergang: 5mal: Die gefalteten Hände öffnen und schließen (Ziehharmonika). Dabei sollen v. a. die Unterarme bewegt werden. Beim fünften Mal die Hände nach oben bis in Schulterhöhe heben, nicht mehr falten, sondern übergehen zu

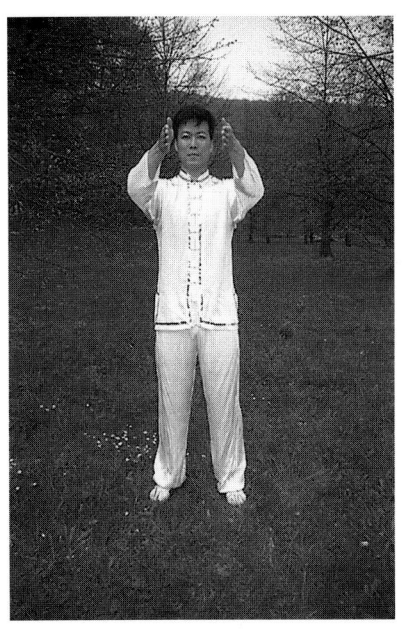
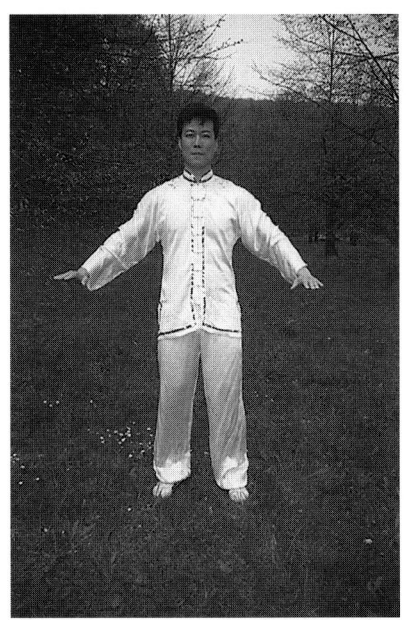

3. 31mal: Tempelduft.
   Die Hände von Brust- in Schulterhöhe ziehen, Handflächen bis auf Abstand von ca. 10 cm einander annähern, in einem Bogen nach außen bis in Hüfthöhe senken und wieder anheben. Die Handflächen berühren sich nicht mehr; sie zeichnen einen Eiffelturm. Achtung! Handflächen in Hüfthöhe NICHT nach außen drehen, sollen nach unten schauen! Ellbogen nicht ganz strecken!

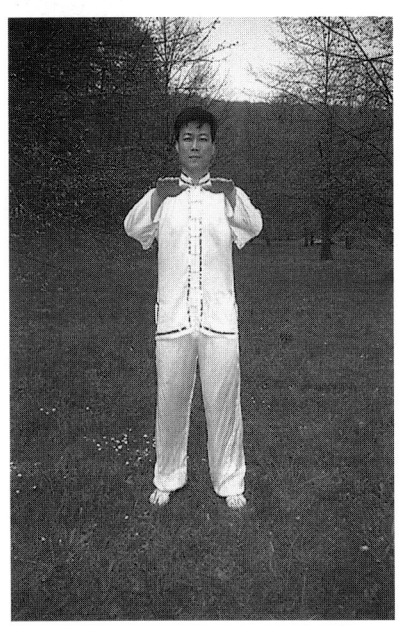
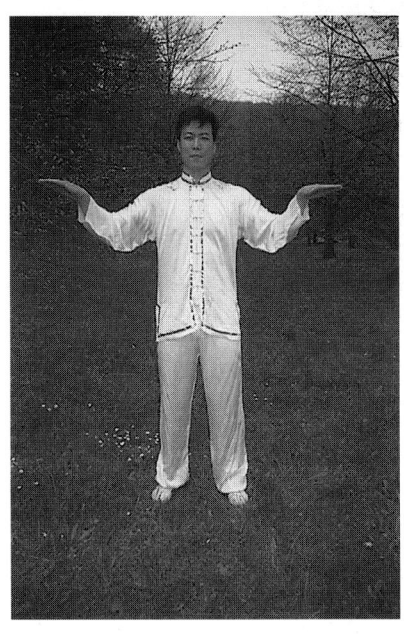

4. 36mal: Die Handflächen streichen über die Gitarresaiten.
   In Brusthöhe Handflächen nach unten, Hände waagrecht vor dem Körper seitwärts bis zu einem Winkel von 45° und wieder zur Mitte führen (Klavierspielen). Achtung! In Mittelstellung sollen die Hände einander nicht berühren!

18

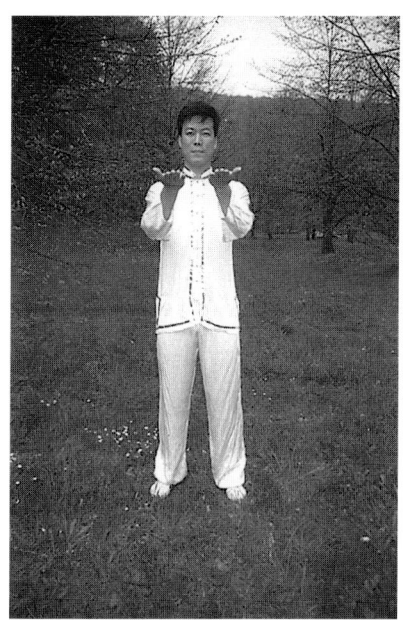
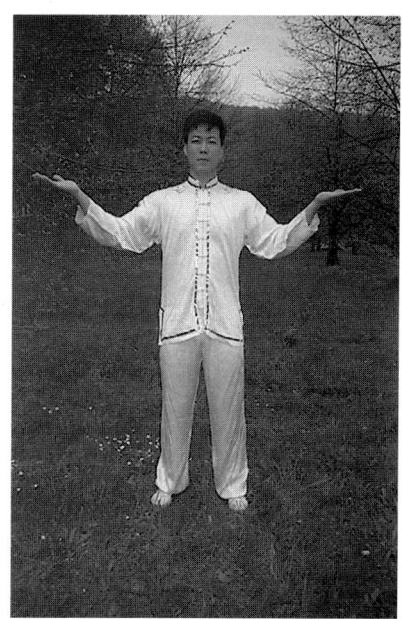

5. 36mal: Der Mönch teilt sein Essen aus.
   In Brusthöhe Handflächen nach oben drehen, Hände waagrecht vor dem Körper seitwärts bis zu einem Winkel von 45° und wieder zur Mitte führen. Auch hier sollen die Hände einander in Mittelstellung nicht berühren!

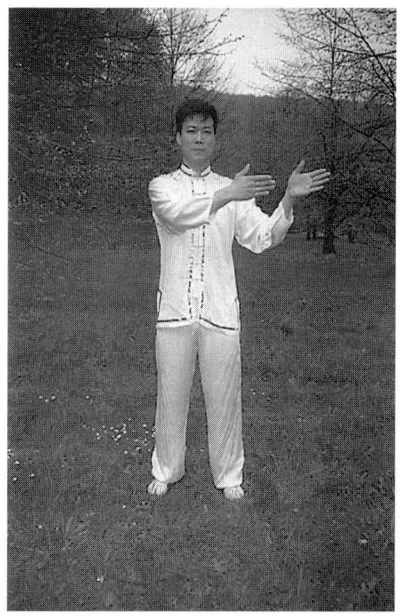
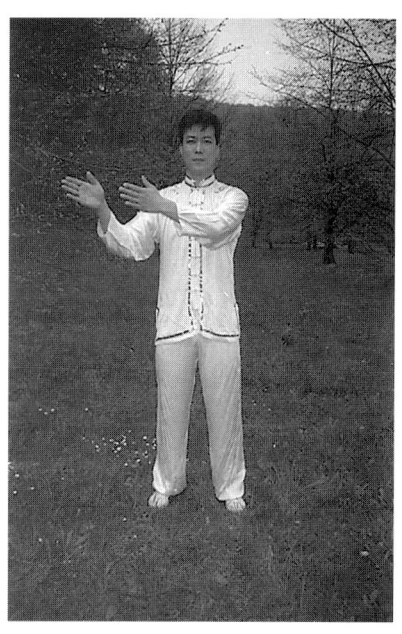

6. 36mal: Der Wind streicht über die Blätter der Seerosen.
   Links beginnen, Hände in 20 cm Abstand voneinander, Daumen nach oben, Hände in Brusthöhe waagrecht (kein Kreis!) vor der Brust hin- und herführen. Ende vor der Brust. Achtung! Nicht nur das Handgelenk, sondern auch die Unterarme bewegen!

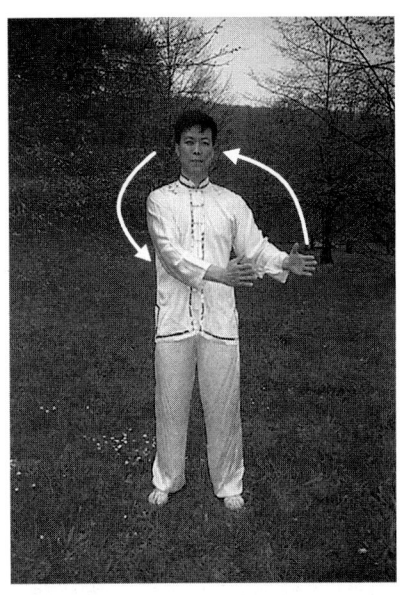 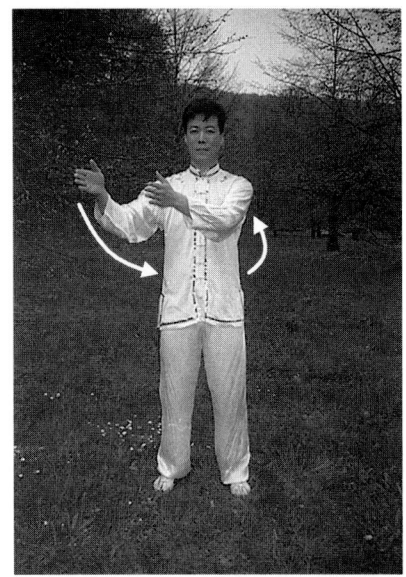

7. 36mal: Yin/Yang-Drehen nach links:
   Die in 20 cm Abstand gehaltenen Hände mit dem Daumen nach oben kreisen in einer Ellipse vor dem Körper (oben und unten lang, seitlich kurz) zwischen Schulter- und Hüfthöhe. Achtung! Handflächen sollen immer parallel sein und nicht höher als bis zur Schulter gehoben, nicht tiefer als bis zur Hüfte gesenkt werden. Die Hände sollen links und rechts gleich weit nach außen geführt werden.

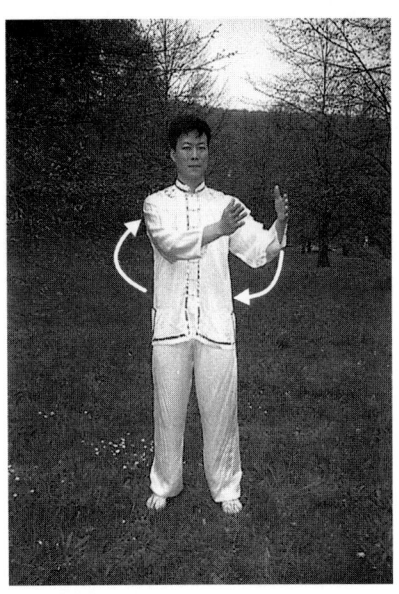 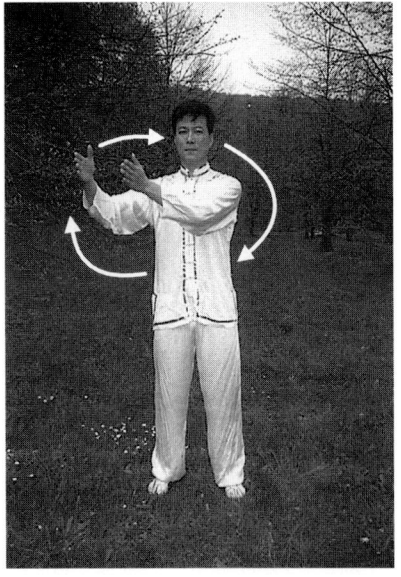

8. 36mal: Yin/Yang-Drehen nach rechts.
   Die in 20 cm Abstand gehaltenen Hände mit dem Daumen nach oben kreisen in einer Ellipse vor dem Körper (oben und unten lang, seitlich kurz) zwischen Schulter- und Hüfthöhe. Achtung! Handflächen sollen immer parallel sein und nicht höher als bis zur Schulter gehoben, nicht tiefer als bis zur Hüfte gesenkt werden. Hände rechts und links gleich weit nach außen führen!

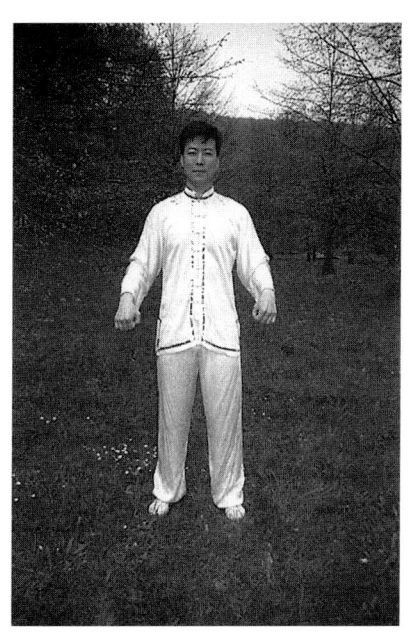 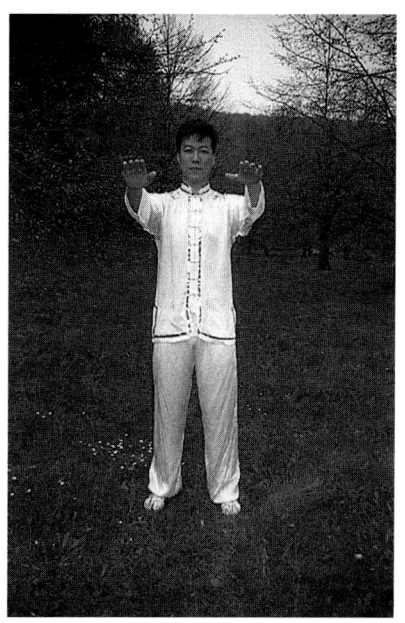

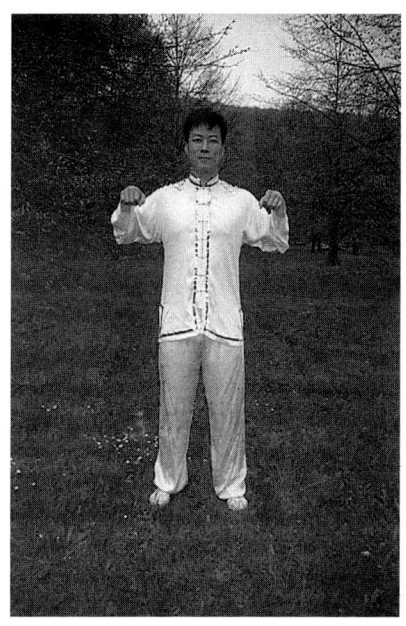

9. 36mal: Auf dem Meer rudern.
   Von Hüfthöhe lockere Faust seitlich bis in Brusthöhe ziehen, Faust aufmachen,
   Hände nach vorne strecken, Handfläche nach unten, seitlich in einem Halbkreis
   wieder senken, in Hüfthöhe wieder Faust machen. Achtung! Arme nicht ganz
   strecken, Oberkörper nicht bewegen!

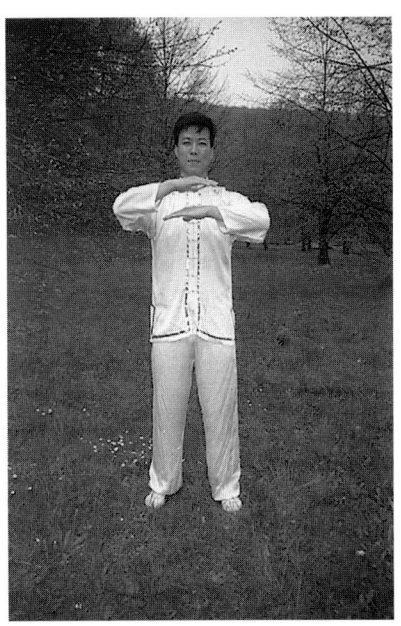
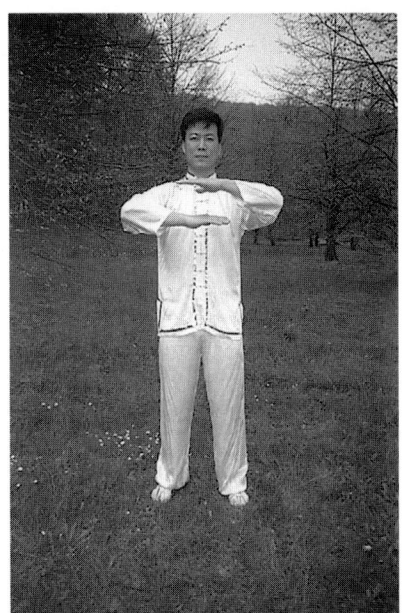

10. 36mal: Das Gebot* im Kreis drehen.
    Hände flach, Handflächen nach unten, die Hände kreisen in Ellipsenform im Abstand von einer Faustbreite umeinander nach vorne (Wolle wickeln). Achtung! Hände vor Mitte der Brust!

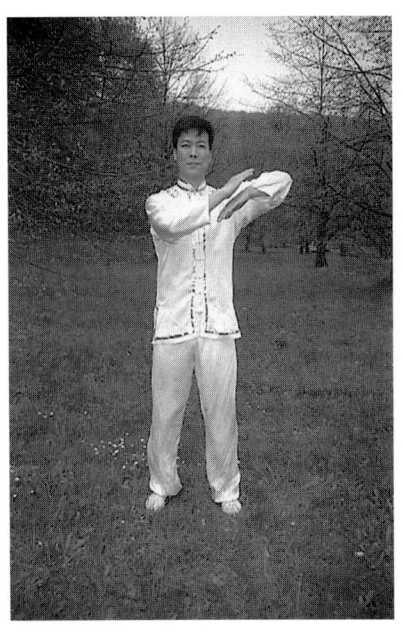
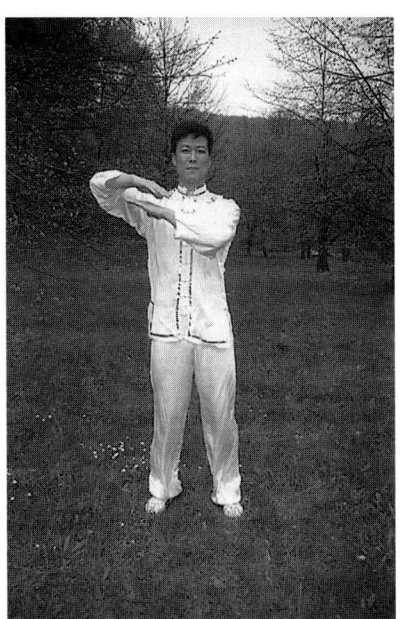

11. 36mal: Der Mönch gleitet über das Wasser.
    Beide Unterarme – rechter über dem linken – , nach links beginnend vor dem Körper in einem Bogen schwingen (Baby hutschen). Achtung! Oberkörper ruhig halten, rechte Handfläche über dem linken Handrücken halten, nicht verschieben!

---

* Wichtige Texte wurden im alten China auf Schriftrollen festgehalten.

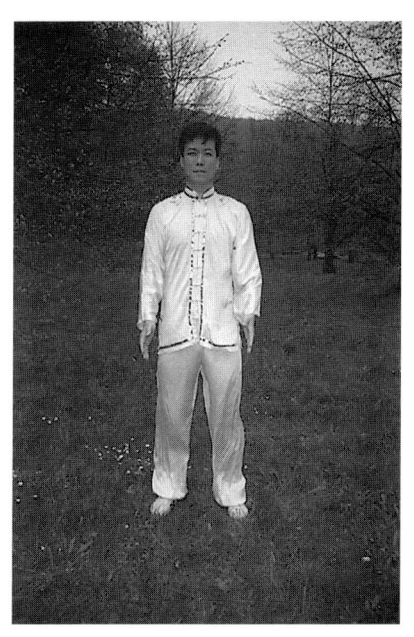
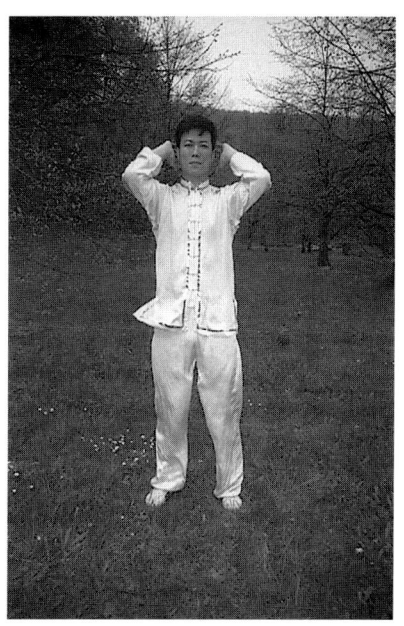

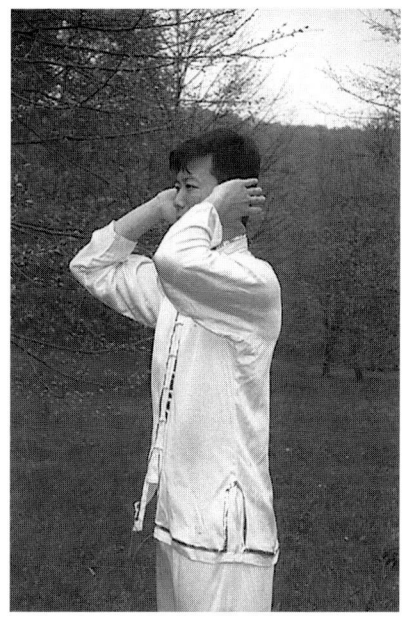

12. 36mal: Den Wind ins Ohr schicken.
    Hände von vor der Hüfte herauf zu den Ohren heben, Handflächen schauen zum Körper. Endstellung: Fingerspitzen nach hinten (Ohrenschützer). Achtung! Die Mitte der Handfläche (Energiepunkt Laogong) muß gegen den Gehörgang gerichtet sein! Hände berühren Ohren und Körper nicht. Beim Senken der Hände vor dem Körper bleiben, nicht nach hinten schütteln.

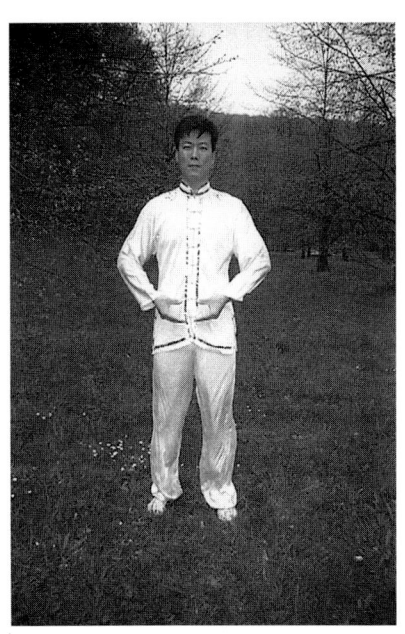 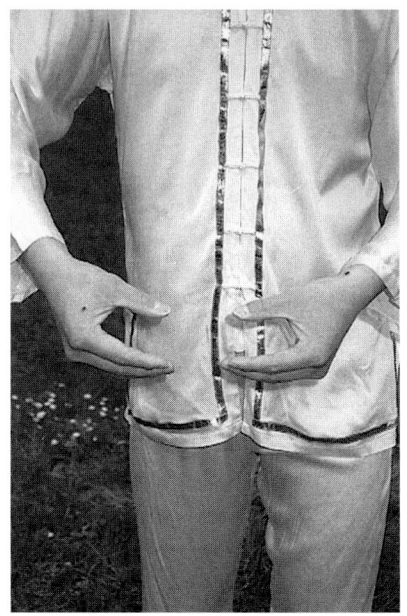

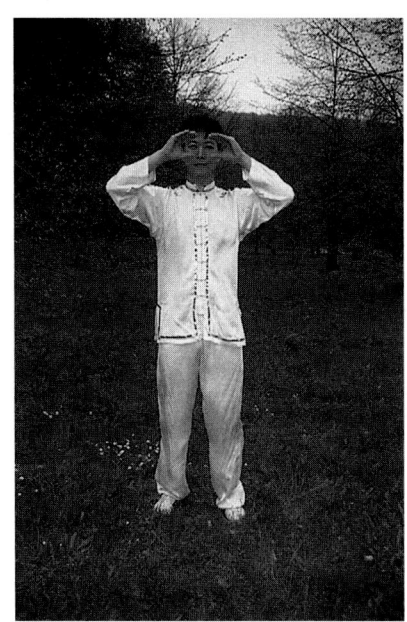

13. 36mal: Den goldenen Strahl ins Auge schicken.
Die Hände vor der Hüfte zu „Entenschnabel" formen, Mittelfingerspitzen berühren einander nicht, in einem vertikalen Halbkreis an die Augen heben, durchschauen, wieder vorne zur Hüfte absenken (Operngucker). Achtung! Brille abnehmen! Augen, Kopf, Körper nicht mit den Fingern berühren!

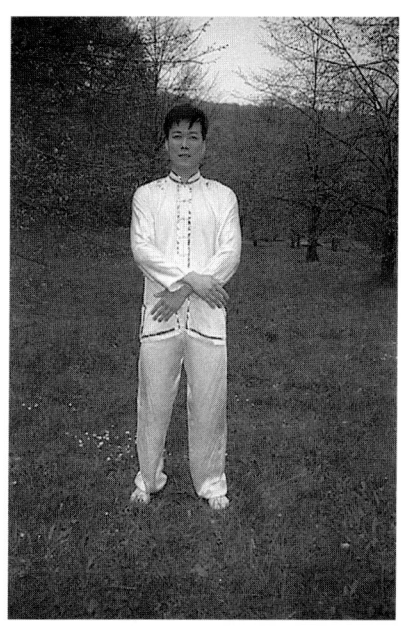 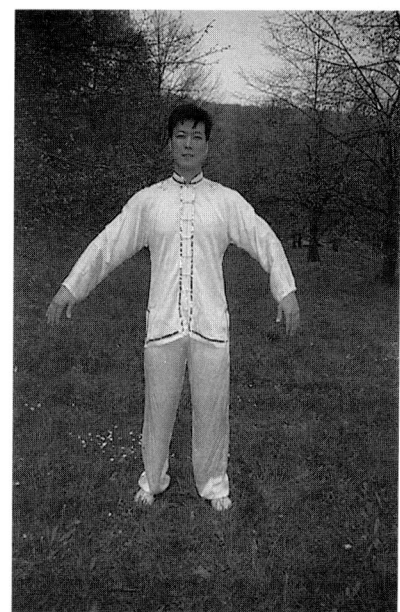

14. 36mal: Kreuzpendeln der Hände.
Beide Hände vor dem Körper, Handflächen schauen zum Körper, rechte Hand vorne, linke Hand näher zum Körper. Lockeres Seitwärts- und vor dem Körper kreuzendes Pendeln der Unterarme. Achtung! Nicht zu weit seitwärts pendeln, sondern nur bis ca. 45 Grad.

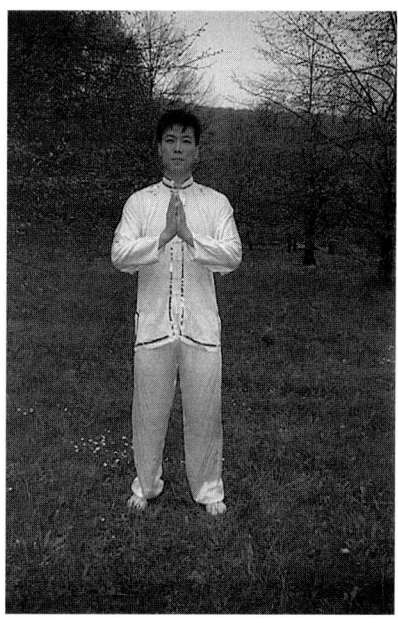

15. Hände falten, Handwurzel etwas unterhalb des Brustbeines (KG 14*). Fingerspitzen nach oben. Ca. 3 Minuten stehen. Augen offen oder locker geschlossen. Bei Herzkranken etwas nach vorne absenken, bei Hochdruck Hände etwas tiefer halten.

---
* KG 14 ist ein Akupunkturpunkt.

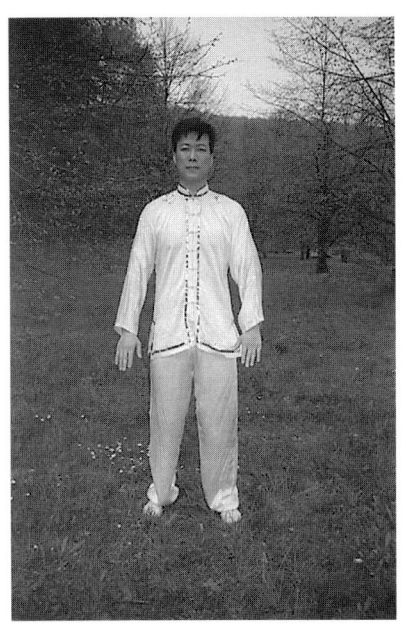 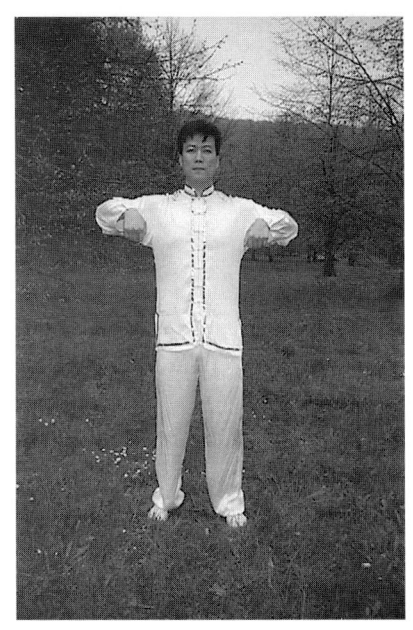

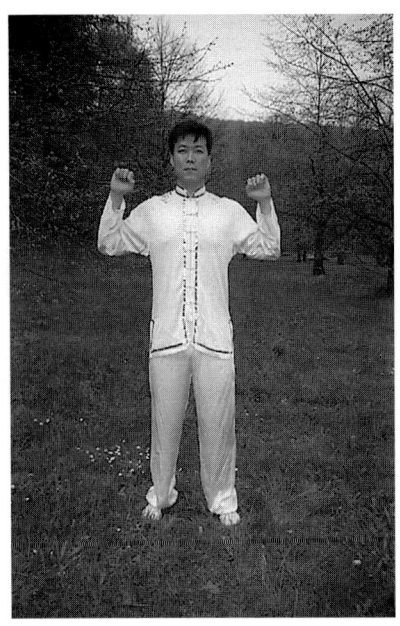 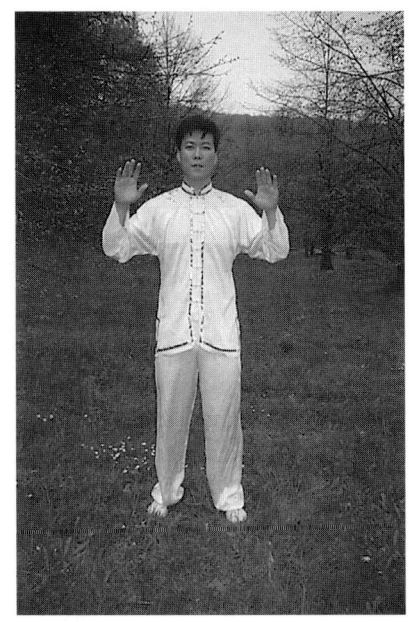

Schluß: Energie sammeln. Hände bis in Schenkelhöhe senken,
Hände seitlich anheben bis in Schulterhöhe, dabei leichte Faust formen,
durch die Nase einatmen;
Faust öffnen und senken, dabei durch den Mund ausatmen.

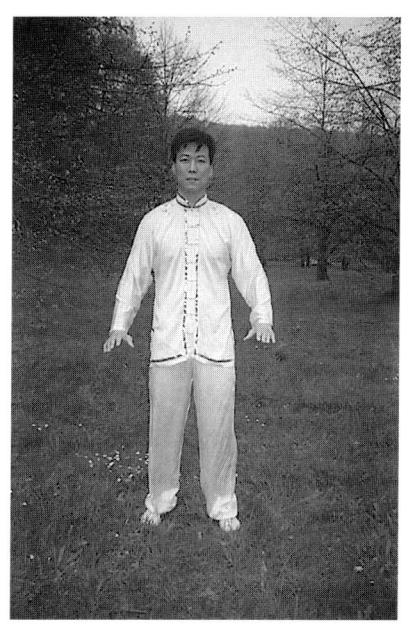
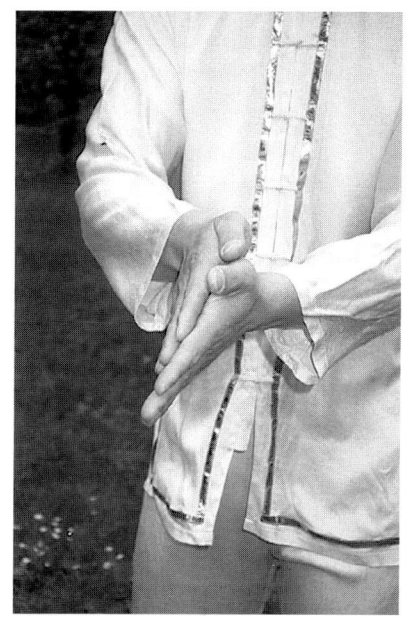

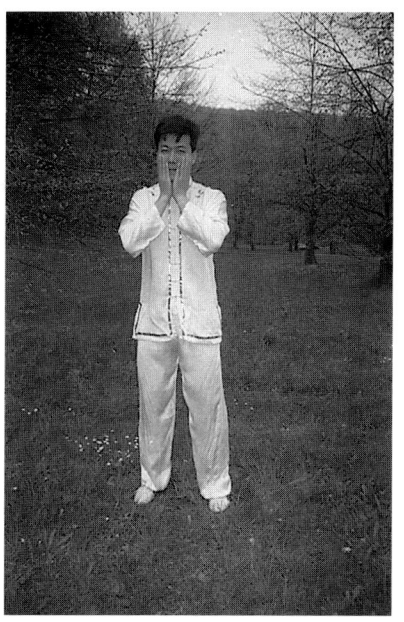
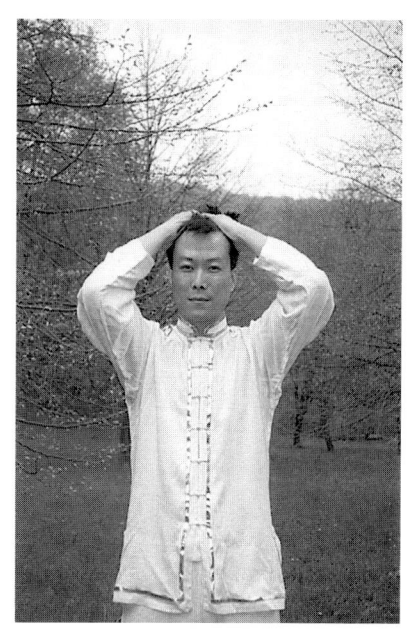

„Hände waschen", „Gesicht waschen",
„Haare kämmen",
eventuell schmerzende, kranke Stellen streichen.

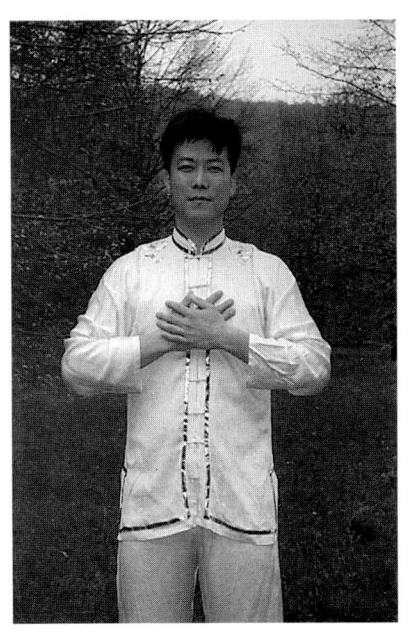
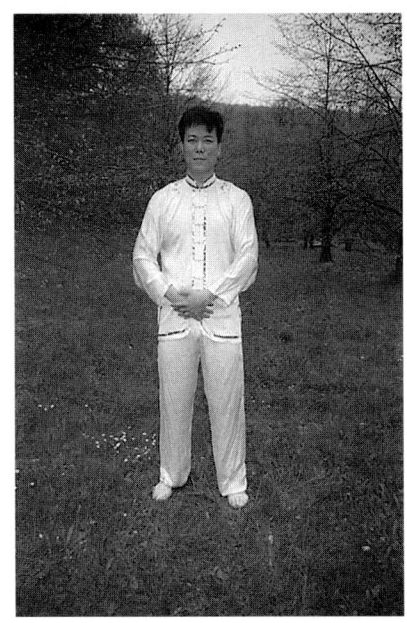

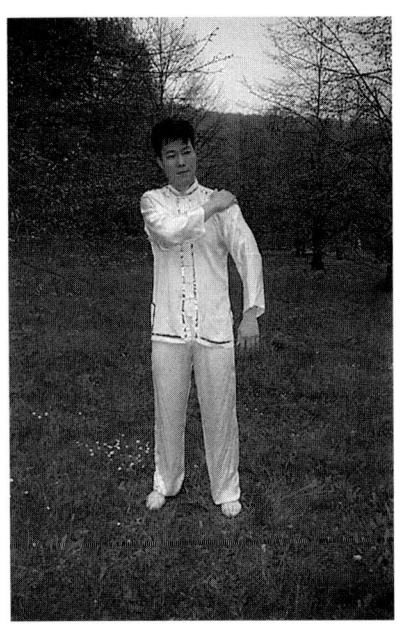
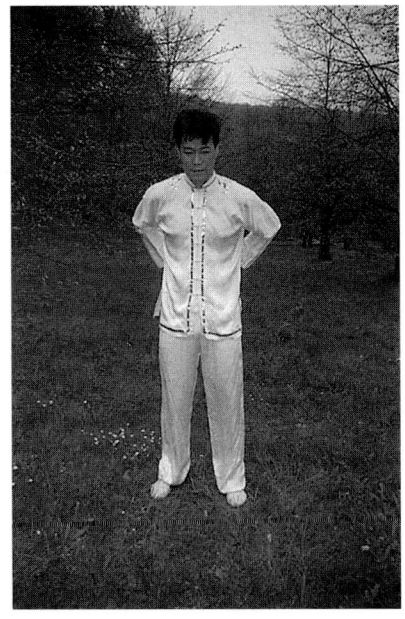

Von der Mitte der Brust nach unten streichen,
Bauch massieren, Verstopfung: im Uhrzeigersinn, Durchfall: gegen Uhrzeigersinn,
Kreuz streichen.

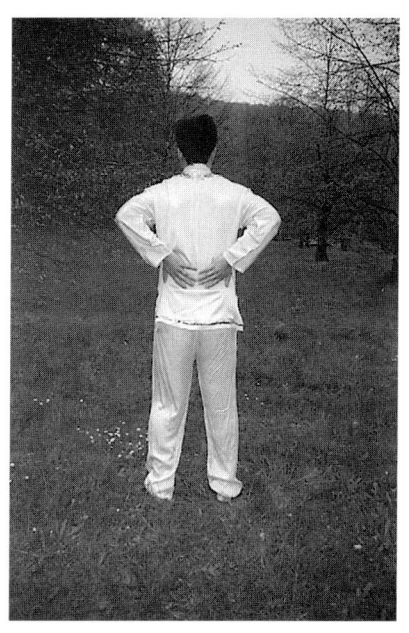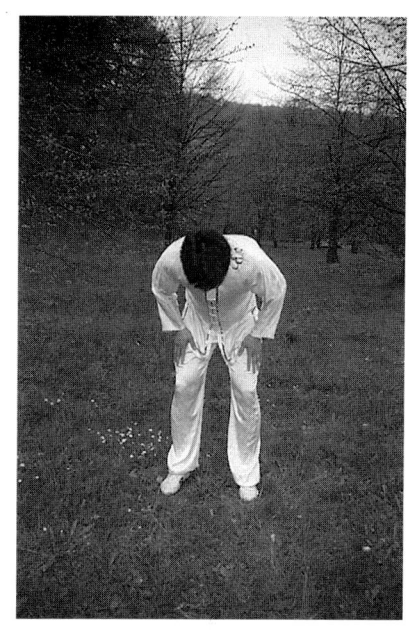

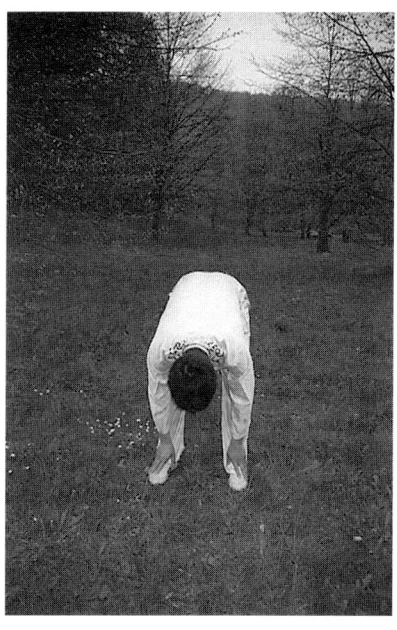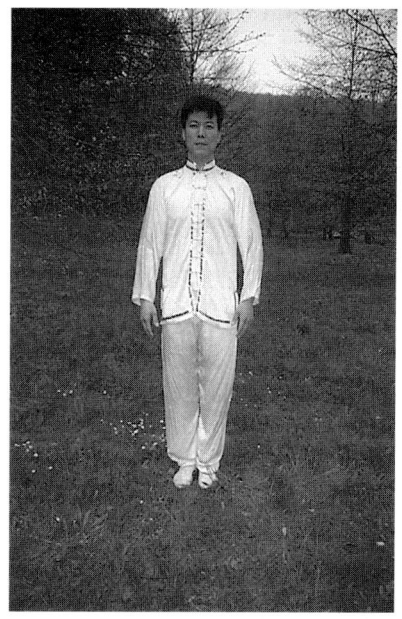

Beine mehrmals von oben nach unten streichen, seitlich, hinten, vorne innen, vorne außen, linken Fuß beiziehen, locker stehen.

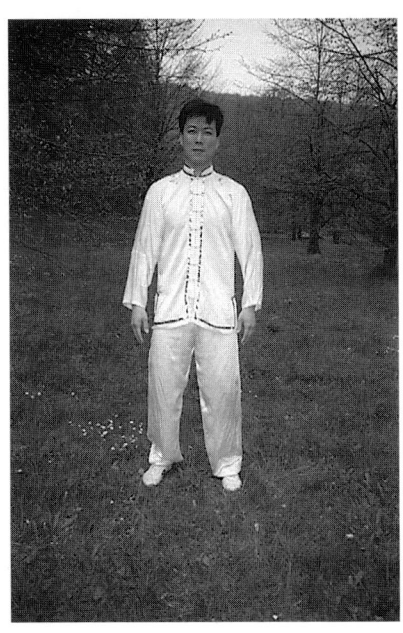

Abschließend einige Minuten langsam locker umhergehen.

BEI DUFT-QIGONG UNBEDINGT ZU BEACHTEN

1. Jeden Tag zweimal üben, nicht öfter als dreimal! Jede Übung 36mal durchführen bzw. so wie vorgeschrieben. Nach Bedarf kann man einzelne Übungen öfter machen – z. B. die Augenübung gegen Augenschmerzen, schlechtes Sehen usw. Niemals aber eine Übung mehr als 54mal wiederholen. Die Übungen sollten nicht zu ermüdend sein.

2. 20 Minuten vor und nach der Übung nicht essen. Für die Übungen sind keine bestimmten Zeiten vorgeschrieben, man kann jederzeit innerhalb der 24 Stunden des Tages üben, allerdings darf man bei Dunkelheit morgens vor 5 Uhr, abends und nachts nicht im Freien üben.

3. Nicht üben, wenn es donnert, bei Erdbeben, bei verschleierter Sonne, verschleiertem Mond, nach Hunde- oder Schlangenbissen; wenn man sich nicht wohlfühlt, betrunken ist, nach Todesfall in der Familie, bei weit fortgeschrittenem Stadium von Krebs, bei schwerer Herzkrankheit, Geisteskrankheit, Bewußtseinstrübung, Zappelphilipp-Syndrom.

4. Nicht üben in der Nähe von Brunnen, auf unbekanntem Terrain, nahe bei einem Friedhof, auf Brücken, auf dem Balkon, in der näheren Umgebung von Eisenbahn oder Autobahn[7]. Beim Üben Brust und Rücken nicht dem Wind aussetzen[8]. Nach der Übung nicht gleich kalt trinken, nicht kalt duschen[9].

5. Alte Menschen sollten im Winter nicht zu früh im Freien üben und sich bei den Bewegungen nicht allzusehr anstrengen. Während der Regel, auch bei Regelschmerzen kann weiter geübt werden. Ab dem 6. Schwangerschaftsmonat nicht üben. Behinderte, gelähmte Menschen sollen üben, auch wenn die Bewegungen nicht vollkommen oder elegant sind. Wenn eine Seite gelähmt oder schwächer ist, die Übung mit der gesunden Seite durchführen, mit der kranken Seite so gut wie möglich; in Gedanken sich die Übung mit der kranken Seite vollkommen vorstellen. Besonders Hochdruckpatienten sollten darauf achten, daß der Körper während der Übung entspannt ist und möglichst ruhig gehalten wird.

6. Kranken Menschen wird während einer dreimonatigen Duft-Qigong-Übungszeit sexuelle Zurückhaltung empfohlen – wenig Sex. Lungen- und Nieren-Kranke, Menschen mit starken Kreuz- und Beinschmerzen sollten sich während dieser Zeit überhaupt nicht sexuell betätigen.

7. Normale Reaktionen während der Duft-Qigong-Übungen: z. B. Kribbeln, Wärme- oder Kältegefühl, Gefühl der Schwellung in den Fingerspitzen; am ganzen Körper kann ein Gefühl von Schwere oder von Leichtigkeit auftreten; Gähnen, Blähungen, Aufstoßen, Schwitzen, Weinen, Lachen, Zittern, Schwanken.

8. Duft-Qigong I ist eine Übung zur Entgiftung und zur Anregung des Energieflusses in den Meridianen. Nur wenn die Energie Qi in den Meridianen ungehindert, glatt und regelmäßig fließen kann, ist der Mensch gesund. Energiestau bedeutet in der Traditionellen Chinesischen Medizin (TCM) z. B. Gelenksbeschwerden, aber auch Erkrankungen innerer Organe. Bevor man mit Duft-

---

[7] Nach chinesischer Auffassung herrscht dort negative Energie – Qi – vor, die durch die Duft-Qigong-Übungen vom Körper aufgenommen werden könnte.
[8] Der Wind könnte Energie – Qi wegtragen.
[9] Kälte ist Yin-Energie, Duft-Qigong soll aber die Yang-Energie stärken. Durch Kälte kann dieser Effekt zunichte gemacht werden.

Qigong II beginnt, muß man unbedingt 3 – 6 Monate Duft-Qigong I üben! Unmittelbar vor jeder Übung von Duft-Qigong II muß man unbedingt Duft-Qigong I machen, am Ende von Duft-Qigong I entfällt die letzte Übung („Hände waschen" etc.). Duft-Qigong II wird direkt an Übung 15 (mit gefalteten Händen ca. 3 Minuten stehen) angeschlossen.

9. Im Gegensatz zu vielen anderen Qigong-Methoden ist bei Duft-Qigong NICHT die Vorstellung oder die Konzentration das Wesentliche, sondern die Natürlichkeit der Bewegungen. Sie garantiert, daß Duft-Qigong richtig ausgeübt wird und einen positiven Effekt hat. Man soll bei Duft-Qigong weder an die Meridiane, noch an den Energiefluß, noch an bestimmte Akupunkturpunkte oder Energiezentren, noch an Krankheiten oder erkrankte Stellen, noch an die Atmung denken. Anfänger können mitzählen (36mal oder 31mal oder 5mal, je nach Anleitung). Hat man sich die Übungen letztlich gemerkt, soll man nicht mehr mitzählen: Auch das Zählen beeinflußt die Gedanken. Die richtige Anzahl der Bewegungen erfolgt dann nach dem Gefühl. Man kann aber auch von Anfang an mit einer bestimmten Begleitmusik üben, die dann für die richtige Anzahl der Bewegungen hilfreich ist. Wesentlich ist, daß man nichts erzwingen soll! Es ist nicht gut, krampfhaft an den Sinn und Zweck der Übungen zu denken: Was soll geschehen? Qi – Energie – hebt und senkt sich ganz natürlich, Qi und Blut fließen glatt und ungehindert in den Meridianen und verbinden auf natürliche Weise alle Körperregionen. Man soll geschehen lassen, was geschieht und nicht darüber nachdenken – der Buddhismus nennt das „sich leer machen", wie die unbeschriebene Fläche eines Kreises.

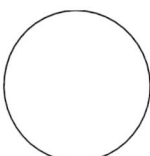

10. Wichtig ist, daß durch Duft-Qigong RICHTIGE Energie entstehen soll. Es kommt dabei nicht auf die Stärke an! Nicht jede starke Energie ist gut! Denken wir an einen Jähzornausbruch oder an eine Atombombenexplosion. Deshalb darf man Duft-Qigong nicht mit anderen Qigong-Formen mischen, und man darf auch keinesfalls Techniken aus anderen Qigong-Formen in das Duft-Qigong hineinnehmen: Der Effekt kann eine sehr starke Energieentwicklung sein – ABER diese Energie ist ganz sicher „falsche Energie". Will man eine andere Qigong-Form lernen oder üben, dann muß man mit Duft-Qigong-Übungen völlig aufhören: Jede Qigong-Form beeinflußt den Qi-Energie-Fluß in anderer Weise. Man kann ja auch nicht alle Medikamente beliebig durcheinander nehmen, weil jedes Medikament seine eigene spezifische Wirkung hat und manche Mischungen einen extrem negativen Effekt zeigen. Man kann wohl während einer Übungsperiode des Duft-Qigong andere Qigong-Formen lernen, soll sie aber nicht üben.

11. Wie wirkt Duft-Qigong? Die chinesische Philosophie sieht den Menschen als Mikrokosmos im Makrokosmos. Kosmische Energien beeinflussen das menschliche Leben – denken wir ganz banal an den Tag-Nacht-Rhythmus oder an die Jahreszeiten. Gesund ist der Mensch, solange er mit der Natur in Einklang ist. Unsere Zivilisation tut alles, um diese Einheit Mensch – Kosmos – Natur zu zerstören. Energie ist Substanz und Schwingung – man könnte auch

sagen, der Mensch selbst ist ein Energiefeld, das im kosmischen Energiefeld schwingt. Das kosmische Energiefeld ist rund. Auch die kleinste organische Einheit des menschlichen Körpers – die Zelle – ist rund. Wenn Kosmos und Zelle im gleichen Rhythmus schwingen, dann fühlt sich der Mensch wohl, sicher, ruhig und gesund. Das ist nur der Fall, wenn der Mensch Energie – Qi – aus dem Universum tankt, wie wenn man eine Batterie auflädt. Und das geschieht durch die schwingenden, natürlichen Bewegungen beim Duft-Qigong. Viel aufwendiger versucht etwas Ähnliches eine sehr moderne komplementärmedizinische Methode – die Bioresonanztherapie: Hier werden mit aufwendigen Geräten Schwingungen aus verschiedenen Körperregionen gemessen. Aus Erfahrung weiß man, welche Schwingungen normal und welche krankhaft sind. Man kann die krankhaften Schwingungen durch Interferenz – Zurückspielen der spiegelverkehrten krankhaften Schwingungen – neutralisieren. Viel einfacher und natürlicher geschieht Ähnliches beim Duft-Qigong.

PRAXIS UND THEORIE: DIE WIRKUNG VON DUFT-QIGONG

PRAKTISCHE NUTZANWENDUNG DER DREI TEILE DES DUFT-QIGONG
Es gibt drei Stufen von Duft-Qigong: Duft-Qigong I, II und III.

DUFT-QIGONG I:
○ Enthält die Grundübungen.
○ Ist auf Bewegungen der oberen Körperregionen beschränkt.
○ Hat einen speziellen Effekt auf Lunge und Herz – wie eine Massage.
○ Hat einen physikalischen Effekt auf den ganzen Körper.
○ Hat einen entgiftenden Effekt.
○ Wirkt vorbeugend – die Traditionelle Chinesische Medizin hat schon vor langer Zeit erkannt, daß vor organischen Erkrankungen Vorzeichen in Form von Änderungen von Funktion, Farbe, Geruch, Temperatur da sind. Die Traditionelle Chinesische Medizin sieht darin den Ausdruck einer Störung von Qi – Energie.
○ Wirkt heilend, solange eine Krankheit noch an der Oberfläche ist: Die Traditionelle Chinesische Medizin sieht Krankheit als das Eindringen krankmachender Faktoren wie Wind, Kälte, Hitze, Feuchtigkeit von außen in den Körper. Solange eine Krankheit „an der Oberfläche", „außen" ist – d.h. Haut, Muskulatur, Bewegungsapparat betrifft – ist sie relativ leicht zu behandeln. Hat die Krankheit bereits ein inneres Organ befallen, dann ist sie schwieriger zu behandeln.
○ Wirkt dadurch lebensverlängernd und verbessert die Lebensqualität.
○ Aktiviert das Gehirn: die Gedächtnisleistung wird besser.

DUFT-QIGONG II:
○ Voraussetzung ist Duft-Qigong I.
○ Bewegung von oberer UND unterer Körperpartie.
○ Hat einen speziellen Massage-Effekt auf die inneren Organe unterhalb des Zwerchfelles: Darm, Niere, Blase, Leber, Gallenblase, Magen, Milz, Pankreas.
○ Auffüllung der Energie aller inneren Organe – gibt innere Festigkeit.
○ Stärkt das Energiezentrum Dantian[10].
○ Ist die Basis zur Entwicklung besonderer Fähigkeiten zur energetischen Behandlung von Krankheiten.

DUFT-QIGONG III:
○ Theorie sehr schwer verständlich.
○ Soll nicht allgemein verbreitet werden.
○ Das Wissen wird nur von Meister Tian Ruisheng an ausgewählte Menschen, die sich durch besonders hohe Tugend auszeichnen, in Einzelunterricht weitergegeben. Weitere Voraussetzung ist, daß diese Menschen über außerordentliche Energie – Qi – verfügen.

---

[10] Energiezentrum unterhalb des Nabels

THEORETISCHER HINTERGRUND DER DREI TEILE DES DUFT-QIGONG

In China gibt es sehr viele verschiedene Formen von Qigong. Für manche Qigong-Übungen ist die Vorstellung von der Leitung der Energie – Qi wesentlich, nicht jedoch beim Duft-Qigong. Das kommt daher, daß Duft-Qigong aus dem Buddhismus stammt und daß der Buddhismus die These vertritt, das Wichtigste sei es, natürlich zu leben und „leer" zu sein. Tun statt denken und vorstellen, üben statt theoretisieren – das bringt Kraft und Erfolg. Als Zhang Xiao Ping einen buddhistischen Mönch in einem Tempel in Fuzhou nach der Theorie des Duft-Qigong fragte, antwortete dieser nur mit einem Lächeln statt mit Worten. Er drückte damit ein Grundprinzip des Buddhismus aus: Den Weg selbst finden, den Weg nach innen gehen, selbst fragen – selbst antworten. Man kann Wissen nur demonstrieren, vorzeigen, aber nicht wirklich weitergeben. Wissen muß man sich selbst erarbeiten durch Selbsterfahrung. Das heißt, bezogen auf Duft-Qigong, daß man den Hintergrund nur durch die Übung selbst erfahren kann, nicht durch Fragen und Antworten. Man soll geduldig üben, ohne ständig auf sensationelle Effekte zu warten. Eines Tages wird es soweit sein: Durch Nicht-Denken bei der Übung lernt man, die störenden Signale aus der Umwelt und aus dem eigenen Körper abzublocken, sich nicht mehr von ihnen irritieren zu lassen. Wenn Körper und Geist harmonisch zusammenspielen, dann wirkt sich das auf das Unterbewußtsein und dadurch auch auf das Bewußtsein aus: Der Mensch erreicht andere, höhere Bewußtseinsstufen, ähnlich einer Erleuchtung; er erkennt Ursachen und Zusammenhänge, die ihm vorher verborgen waren.

Die vom Buddhismus postulierte „Leere" wird durch Erreichen immer höherer Bewußtseinsstufen erzielt. „Leere" heißt nicht-denken, sich selbst, Raum, Zeit und Probleme vergessen, sich als Teil der Natur, des Universums zu empfinden, eins werden damit, über sich selbst und über die enge Grenze des Ichs hinauszugehen. Wer das gelernt hat, der kann sich besser wehren gegen negative Einflüsse aus der Umwelt, gegen seine eigenen Emotionen, gegen Probleme des Alltags. Auch bei uns gibt es die Auffassung, daß jede Krankheit zuerst einmal im Kopf als Vorstellung entsteht und sich als negative Information festsetzt. Das Erreichen des Zustandes der Leere durch die Duft-Qigong-Übungen verhindert sowohl das Entstehen solch negativer Vorstellungen als auch das Festsetzen negativer Informationen. Das Nicht-Denken beim Duft-Qigong ist eine gute Übung, um diesen Zustand der „Leere" zu erreichen. Wer diesen Zustand oft erreicht, der macht sich eben „leer" – besser gesagt frei von allem Negativen.

Hinter dem Duft-Qigong steht eine Philosophie – die Philosophie des Buddhismus. Aber nicht nur der Buddhismus, sondern auch der Daoismus empfiehlt viele Übungen mit dem Ziel der Leere, des Nicht-Denkens. Warum? Der Mensch steht als Mikrokosmos im Makrokosmos. Mikro- und Makrokosmos beeinflussen einander gegenseitig über elektromagnetische Wellenvorgänge. Der menschliche Körper als offenes System sendet seinerseits über elektromagnetische Wellen Signale an das Universum. Die Gedanken beeinflussen Frequenz und Form dieser Wellen. Ziel von Duft-Qigong ist die parallele Schwingung von Körper und Kosmos – nur so kann der Körper kosmische Energie aufnehmen – „Qi tanken". Dies kann nur geschehen, wenn es gelingt, störende Gedanken auszuschalten.

Woher holt der Mensch letztlich seine Energie?

○ Von der Energie der Sonne,

○ vom Magnetfeld der Erde,

○ aus dem kosmischen Kreislauf der fünf Elemente Holz, Feuer, Erde, Metall, Wasser.

Der Daoismus sagt: Wenn man ganz leer wird, dann wird man zu einem kleinen Universum.

Deshalb darf man bei Duft-Qigong nicht krampfhaft an Akupunkturpunkte oder an die Atmung denken, sondern soll die schwingenden Bewegungen von selbst wirken lassen. Nur so kommt es zu einer harmonischen, gleichsam im Rhythmus des Universums pulsierenden Verbindung zwischen der Körperoberfläche und den inneren Organen.

Ein Fundament der chinesischen Medizinphilosophie ist nämlich die Verbindung zwischen Körperoberfläche – Haut, Körperhaar, Unterhautzellgewebe mit Blutgefäßen und Nerven, Kopfhaaren, Nägeln, Muskeln, Knochen, Gelenken – und Körperinnerem – inneren Organen Lunge/Dickdarm, Niere/Blase, Leber/Gallenblase, Milz/Magen, Herz und Herzbeutel/Dünndarm und dreifacher Erwärmer. Die Verbindung wird durch die sogenannten Meridiane hergestellt, die einerseits als longitudinales Leitliniensystem – besser Kanalsystem – an der Körperoberfläche die Akupunkturpunkte tragen, andererseits wie ein Netz von Kanälen die Körperoberfläche mit den inneren Organen und diese untereinander verbinden. In den Meridianen fließen Qi-Energie und Blut. Gesund ist der Mensch, solange der Qi- und Blutfluß glatt ist. Gelenksbeschwerden beispielsweise werden als Qi- und/oder Blut-Stau betrachtet; innere Organe können ebenfalls durch solche Staus irritiert werden, was einerseits zu organischen Erkrankungen, andererseits zu psychischen Störungen führen kann. Psychische Störungen ihrerseits sind eine der häufigsten Ursachen des Energie-Qi-Staus.

Die pendelnden, schwingenden Bewegungen, das Öffnen und Schließen der Hände beim Duft-Qigong, all das führt zum automatischen harmonischen Öffnen und Schließen der Verbindungen zwischen dem „Außen" und dem „Innen". So werden Stauungen von Qi-Energie und Blut beseitigt. Bei sehr hohen Stufen von Qigong kann sogar das Licht von außen in das Körperinnere eindringen und wieder austreten – bei der höchsten Stufe von Qigong kommt es tatsächlich manchmal zu Lichtsensationen.

Auch unsere Stimmungen sind von Schwingungen abhängig. Duft-Qigong kopiert die Bewegungen des Universums, der Sterne, der Tiere, der Pflanzen und überträgt sie auf die Seele. Wenn die Seele im Gleichklang mit dem Universum schwingt, dann ist das seelische Gleichgewicht erreicht und der Mensch fühlt sich wohl und glücklich.

So merkwürdig dies anmuten mag – im Gegensatz zu anderen Qigong-Übungen ist Konzentration beim Duft-Qigong nicht nur nicht notwendig, sondern sogar störend. Das geht so weit, daß es in China üblich ist, während der Duft-Qigong-Übungen fernzusehen, Radio zu hören oder sich zu unterhalten. Nach ein paar Übungen wird der Körper locker, entspannt, bei manchen Menschen tritt Gähnen auf, jedenfalls werden die störenden Gedanken immer weniger und weniger. Bis jetzt ist noch nicht wissenschaftlich abgeklärt, warum diese natürlichen Bewegungen beim Duft-Qigong – die stereotyp wiederholten Bewegungsabläufe – so erstaunliche Wirkungen zeigen. Vielleicht kommt es durch die häufige Wiederholung einer Bewegung zu einem physikalischen Impuls, ähnlich einer Welle. Tatsächlich kann man ja den menschlichen Körper auch als elektromagnetisches Feld betrachten. Die oft hintereinander wiederholten Handbewegungen schneiden dieses Feld immer wieder in der gleichen Weise. Dies könnte zur Sammlung ansonsten zwar vorhandener, aber breit gestreuter Energie führen.

Duft-Qigong wurde nicht auf dem Papier geplant, sondern entstand spontan aus der praktischen Erfahrung – wie das Yijing[11], die Meridiane und die Akupunkturpunkte. Die Menschen haben diese Dinge erfühlt, sozusagen in der vierten Dimension – mit dem Fühlen – erfahren, es ist ihnen zugefallen wie ein Einfall. Einen Einfall kann man nicht mit logischem Denken planen oder erzwingen. Wer allzu logisch denkt, dem bleibt die vierte Dimension, die Dimension des spontanen Einfalles, der Erleuchtung verschlossen, wie jemand, der nie über den dritten Stock seines Hauses hinaufgestiegen ist, nicht wissen kann, was sich im vierten Stock abspielt. Fühlen und Denken sind eben zwei verschiedene Dimensionen. Wenn man eine Sache nicht erklären kann, dann heißt das noch lange nicht, daß sie nicht existiert. Hoffen wir, daß sich die Wissenschaft in Zukunft mehr mit Qigong beschäftigen und vielleicht seine Wirkungsweise erklären wird. Auch Wissenschaft braucht Phantasie, ja Phantasie ist der Anfang aller Wissenschaft.

Warum funktioniert so etwas Einfaches wie Duft-Qigong? Weil Duft-Qigong eben nicht ein Kunstprodukt, sondern etwas ganz Natürliches ist, das den Kontakt Mensch – Natur wiederherstellt. Bei den einzelnen Bewegungen – Öffnen – Schließen, Drehen, Pendeln, Heben – Senken, Stoßen, Kreisen – bewegt man selbst Qi-Energie und gibt starke Impulse an die Meridiane und damit für den Qi- und Blut-Kreislauf. Durch die unwillkürliche tiefe Entspannung bekommt man das innere Gleichgewicht zwischen Körper, Geist und Seele unter Kontrolle – eigentlich betreibt man unbewußte Selbstkontrolle. Duft-Qigong ist ein sehr schneller Weg zur seelischen Entspannung, zur Ruhe, zur Leere. Aber man darf nie vergessen, daß der Weg durch körperliche Übungen zur körperlichen Entspannung und erst dann zur seelischen Entspannung führt und nicht umgekehrt, wie dies manche andere Qigong-Methoden lehren. Solange ich denke: „Ich muß ruhig werden" bin ich angespannt: „Wann werde ich endlich ruhig?" Bei Duft-Qigong heißt es: Nicht denken, sondern einfach tun. So ist Qigong ungefährlich. Bei anderen Qigong-Formen mit zu viel Denktechnik kann es zu einer Art „Qi-Rausch" kommen: Schwindel, Kopfschmerzen, Nervosität, Schlaflosigkeit oder traumgestörter Schlaf, Beklemmungsgefühl im Brustkorb etc. können die Folge sein.

Theorie und Praxis von Duft-Qigong sind naturverbunden und einfach, die Philosophie dahinter hingegen ist geheimnisvoll, mystisch. Gerade weil die Methode selbst so einfach ist, ist ihre Wirkung unglaublich.

Duft-Qigong ist wie das Universum – ist nichts und doch ist es alles, es gibt keinen Anfang und kein Ende, niemand muß es entzünden und niemand löschen.

Es gibt keine „beste" Methode; die Methoden ändern sich immer. Wichtig ist GUTES DENKEN, REGELMÄSSIGE ÜBUNG – das ist der Weg zu HÖHERER ERKENNTNIS.

---

[11] Yijing = I Ging = Buch der Wandlungen

Der richtige Weg besteht in
- ○ einfach üben,
- ○ Leere erreichen,
- ○ Kreis-Gefühl, d.h. die Zugehörigkeit zum Universum fühlen.

Zusammenfassung:
- ○ Das Nicht-Denken üben,
- ○ Erkennen, „Erleuchtung",
- ○ Leere.

DUFT-QIGONG – 81 FRAGEN UND ANTWORTEN

Frage 1: *Zu welcher Art von Qigong gehört Duft-Qigong?*

Antwort: Die Geschichte des Qigong ist sehr alt. Es gibt insgesamt sechs Gruppen von Qigong:

Daoistisches Qigong
Buddhistisches Qigong
Medizinisches Qigong
Philosophisches Qigong
Kampf-Anwendungen
Bauern- oder Volks-Qigong.

Duft-Qigong ist eine sehr hohe Stufe des buddhistischen Qigong.

Frage 2: *Welche Beziehung besteht zwischen buddhistischem Glauben und Buddhismus-Qigong?*

Antwort: Buddhismus-Qigong heißt jetzt Duft-Qigong und ist eine buddhistische religiöse Übung. Das kommt in vielen Namen der Übungen zum Ausdruck, z. B. „Tempelduft", „der Mönch teilt seine Speisen aus", „das Gebot im Kreis drehen", „der Mönch gleitet über das Wasser". Sinn und Zweck des Duft-Qigong ist die Förderung der Gesundheit. Der buddhistische Glaube ist eine Religion, Religion ist eine persönliche Angelegenheit. Man kann Duft-Qigong auch ausüben, ohne an den Buddhismus als Religion zu glauben. Umgekehrt muß ein gläubiger Buddhist nicht unbedingt Duft-Qigong üben, er kann ebensogut auch andere Übungen machen. Das Erlernen und Ausüben von Duft-Qigong hat mit der Religion also nicht unbedingt etwas zu tun.

Frage 3: *Besteht ein Zusammenhang zwischen Duft-Qigong und Weisheit?*

Antwort: Weisheit heißt auch viel wissen. Dazu müssen Gehirn und Nervensystem optimal funktionieren. Duft-Qigong verbessert die Funktion der Hirn- und Nervenzellen.

Frage 4: *Was bedeutet das Wort „erkennen" bei Duft-Qigong?*

Antwort: Man könnte statt „erkennen" auch „erwachen" sagen. Bei der Übung kommt es oft zu einem plötzlichen Erkennen der Bedeutung der Übungen, ihres theoretischen Hintergrundes, der Funktion, der ganzen Methode. Der Übende erfaßt die Beziehung zwischen bestimmten Bewegungen und Umweltelementen – wie Sonne, Mond und Sternen. Der Vorgang ist nicht intellektuell gesteuert, sondern rein intuitiv – chinesisch bezeichnet man dies als „geistige Blume". Voraussetzung für Weisheit ist Wachheit, Erfahrung. Wer oft die Erfahrung des Erkennens beim Duft-Qigong macht, der wird weise.

Frage 5: *Wofür ist Duft-Qigong überhaupt gut?*

Antwort: Duft-Qigong I und II regulieren die physiologischen Körperfunktionen, leiten Heilungsprozesse ein, verbessern die Gesundheit.

Frage 6: *Welche Krankheiten kann man mit Duft-Qigong behandeln?*

Antwort: Duft-Qigong ist eine ganzheitliche Methode, die auf Körper, Geist und Seele wirkt. Duft-Qigong reguliert nicht nur die Funktion der inneren Organe, sondern wirkt sich auch auf die Organe und das Immunsystem selbst aus. Duft-Qigong kann gegen fast alle Krankheiten eingesetzt werden. Ausnahmen:

1. Alle Formen von Geisteskrankheit (echte Psychosen, Schwachsinn), Verwirrtheitszustände,
2. weit fortgeschrittenes Stadium von Krebs,
3. schwere organische Herzkrankheit,
4. moribunde Patienten,
5. Bewußtlosigkeit,
6. plötzlich auftretende Entzündungen und Blutungen,
7. vor schweren Operationen (nachher erlaubt),
8. nach Hunde- und Schlangenbissen,
9. große innere Unruhe bei Kindern (Zappelphilipp).

Frage 7: Wie oft soll man täglich üben?

Antwort: Nicht weniger als zweimal und sicher nicht öfter als dreimal täglich. Man sollte täglich regelmäßig zweimal üben, ansonsten ist die Wirkung nicht so stark.

Frage 8: Wie oft soll man die einzelnen Bewegungen üben?

Antwort: Jede Bewegung 36mal, aber man kann auch mehr Übungen machen, jedoch nicht mehr als 54mal. Wenn Körper und Geist sehr schwach sind, sollte man weniger machen und warten bis sich der Gesundheitszustand bessert, dann langsam mehr machen. Das richtige Maß ist erreicht, wenn der Körper nach der Übung angenehm entspannt ist. Ist man nach der Übung müde und abgespannt, dann hat man zu viel gemacht und sollte reduzieren.

Frage 9: Wie schnell soll man üben?

Antwort: Nicht zu langsam, nicht zu schnell – mittel. Duft-Qigong I soll ca. 15 bis 18 Minuten dauern, Duft-Qigong II 17–20 Minuten. Man kann Musik als Hilfsmittel einsetzen. Wenn die Übungen nicht genau 36mal gemacht werden, dann macht das nichts. Alte, kranke oder schwache Menschen sollten langsamer üben.

Frage 10: Welchen Platz wählt man für die Übungen? Muß man die Himmelsrichtung beachten?

Antwort: Es gibt keine bestimmten Vorschriften bezüglich Ort oder Himmelsrichtung, aber man sollte sich eine schöne Umgebung suchen – z. B. gesunde Bäume. Es sollten keine Giftpflanzen in der Nähe sein, ebenso sind Abwässer und Abgase, Luftverschmutzung, Hochspannungsleitungen, ganz einsame Plätze und Friedhöfe, zu vermeiden, weil hier eine Ansammlung an „schlechter", krankmachender Energie – negativen Schwingungen – sein könnte.

Frage 11: Warum soll man nicht in der Nähe von stark befahrenen Straßen oder Flüssen, nicht auf Balkonen oder Brücken üben?

Antwort: Aus Sicherheitsgründen. Manchmal treten starke Reaktionen auf, wie Schwanken, tranceähnliche Zustände.

Frage 12: Wann ist die beste Tageszeit für die Übungen?

Antwort: Es gibt keine optimale Zeit, man kann zu jeder Tageszeit üben, nur ca. 20 Minuten vor und nach dem Essen sollte man nicht üben.

Frage 13: Warum soll man abends und nachts nicht im Freien üben?

Antwort: Man sollte morgens vor $1/2$ 6 Uhr und abends nach Einbruch der Dunkelheit nicht im Freien üben, weil dann zu viel Yin-Energie vorhanden ist. Dies könnte die Yin-Yang- Balance und damit den freien Fluß des Qi stören. Außerdem begünstigt ein starkes Überwiegen des Yin in der Umgebung das Eindringen negativer Energie in den Körper. Bei Tag hingegen hilft die positive Yang-Energie der Sonne, negative Energien abzuwehren.

Frage 14: Warum soll man bei starkem Wind und bei Nebel nicht im Freien üben?

Antwort: Starker Wind verbläst das Qi, der Körper wird anfällig auf das Eindringen der krankmachenden Faktoren Wind und Kälte. Bei starkem Nebel ist die Luft mit negativer Energie aufgeladen. Die Luft enthält zu viel Wasser – Yin, und der Körper wird anfällig für die krankmachenden Faktoren Feuchtigkeit und Kälte. Feuchtigkeit führt zur Bildung von Blasen, Kälte zu Gelenksschmerzen.

Frage 15: Warum sollte man nicht üben, wenn man zornig oder betrunken ist?

Antwort: Die Leber ist verantwortlich für den glatten Fluß von Qi – Energie und Blut. Zorn und Alkohol schädigen die Leber und führen dadurch zum Qi-Stau. Die Folge sind krampfartige Leibschmerzen, Muskel- und Sehnenverkrampfungen sowie auch seelische Spannungen.

Frage 16: Kann man auch auf einer Reise zwischendurch üben?

Antwort: Man kann überall und jederzeit üben, auch im Auto oder im Flugzeug.

Frage 17: In welchen Situationen sollte man nicht üben?

Antwort: Bei verschleiertem Mond oder verschleierter Sonne; nach einem Todesfall, bei seelischem Unbehagen.

Frage 18: Worauf sollte man bei hohem Blutdruck achten?

Antwort: Man sollte die Position der Hände eher tiefer wählen.

Frage 19: Worauf sollten alte Menschen achten?

Antwort: Alte Menschen haben weniger Abwehrkräfte gegen Erkältungskrankheiten. Daher sollte im Winter nicht zu früh im Freien geübt werden, die Bewegungen sollen eher langsam ausgeführt werden, keinesfalls mit Gewalt.

Frage 20: Worauf sollen junge Leute achten?

Antwort: Geduld! Nicht zu ehrgeizig üben, nicht zu schnell üben, den Effekt nicht erzwingen wollen, sondern warten, was kommt. Andernfalls kommt es zum Aufbau negativer Energie.

Frage 21: Können Frauen während der Regelblutung oder während der Schwangerschaft üben?

Antwort: Während der Regelblutung kann normal weitergeübt werden, Regelstörungen werden durch Duft-Qigong gebessert. Ab dem 6. Monat der Schwangerschaft nicht mehr üben – Gefahr der Frühgeburt!

Frage 22: Wie üben gelähmte oder behinderte Menschen?

Antwort: Duft-Qigong I kann man auch im Sitzen, auch im Rollstuhl üben. Ist eine Seite oder eine Gliedmaße gelähmt, dann macht man die Bewegungen mit den gesunden Körperteilen so gut man kann; die kranken Regionen der anderen Seite bewegt man in Gedanken mit.

Frage 23: Bei welchen Krankheiten sollte man seine sexuellen Aktivitäten einschränken?

Antwort: Bei allen Krankheiten, weil sexuelle Betätigung Qi-Energie verbraucht. 100% sexuelle Abstinenz wird bei Schwächezuständen z. B. Kreuzschmerzen und schwachen Knien, Potenzstörungen, kavernöser Lungen-TBC empfohlen.

Frage 24: Worauf sollte man bei heißem Wetter achten?

Antwort: Weiter üben! Aber man soll sich nicht direkt gegenüber vom Ventilator aufstellen, und man soll auch darauf achten, daß der Rücken nicht dem Wind ausgesetzt ist. Nach der Übung darf man nicht sofort kalt trinken oder kalt duschen.

Frage 25: Welche Reaktionen sind beim Üben von Duft-Qigong normal?

Antwort: Während oder nach der Übung kann es vorkommen, daß die Finger kalt oder warm werden, einschlafen, Kribbeln wie laufende Ameisen kann auftreten. Auch ein Gefühl des Schwebens, der Leichtigkeit kann ebenso auftreten wie ein Gefühl der Schwere oder sogar Schmerzen. Das alles sind normale Reaktionen.

Frage 26: Warum tritt so oft Gähnen, sogar Einschlafen, Weinen, Windabgang, Aufstoßen, Schwitzen, Zittern auf?

Antwort: Das alles sind normale Reaktionen, weil die Übung eine entgiftende Wirkung hat. Bildhaft gesprochen, vertreibt die durch das Duft-Qigong aktivierte „richtige Energie" die „schlechte, kranke Energie".

Frage 27: Gibt es auch andere Reaktionen?

Antwort: Sehr selten treten abnorme Reaktionen auf. Duft-Qigong kann frühkindliche Fähigkeiten, die später verlorengingen, reaktivieren, manche dieser Reaktionen scheinen fast wundersam. Z. B. Aura-Sehen, verstärkte Sensibilität, besseres Sehen – es wird von Fällen berichtet, wo das Tragen von Brillen unnötig wurde – , manche Menschen brauchen weniger Schlaf, andere können leicht auf Essen, Rauchen und Alkohol verzichten.

Frage 28: Woher kommt bei der Übung von Duft-Qigong I manchmal das Kältegefühl in den Händen – besonders in den Fingerspitzen und in den Füßen?

Antwort: Kranke Energie ist Yin-Energie und das entspricht Kälte-Energie. Beim Duft-Qigong I wird diese „kalte Energie" durch Fingerspitzen und Füße ausgetrieben.

Frage 29: Wie lange muß man Duft-Qigong I üben, bevor man Duft-Qigong II lernen kann?

Antwort: Duft-Qigong I ist Vorbereitung für Duft-Qigong II. Man sollte Duft-Qigong I mindestens 3–6 Monate üben, bevor man mit Duft-Qigong II beginnt. Erst dann ist die Energie ausreichend aufgebaut, um sie mit Duft-Qigong II weiterzuentwickeln. Man kann wohl Duft-Qigong I und Duft-Qigong II gleichzeitig lernen, üben aber soll man zuerst nur Duft-Qigong I allein.

Duft-Qigong I wirkt ja entgiftend, heilend, vertreibt Krankheiten aus dem Körper – die Übungen gehen alle nach außen, man schüttelt die Krankheiten sozusagen heraus. Nach einer gewissen Zeit ist der Körper ganz gesund. Erst dann darf man Duft-Qigong II richtig üben. Wenn es soweit ist, dann muß man Duft-Qigong I regelmäßig weiterüben.

Frage 30: Kann man Duft-Qigong I und Duft-Qigong II kombinieren?

Antwort: Man kann jede Übung einzeln, aber man kann auch beide Übungen in Kombination machen. Übt man Duft-Qigong I und Duft-Qigong II gemeinsam, dann macht man zuerst Duft-Qigong I und verzichtet auf die letzte Übung – Qi-Sammeln. Statt dessen setzt man gleich mit Duft-Qigong II fort. Ist man nach Duft-Qigong I sehr müde, vollendet man die Übung wie gewohnt, macht ein paar Minuten Pause und setzt dann mit Duft-Qigong II fort.

Frage 31: Wie oft darf man die kombinierte Übung Duft-Qigong I und II pro Tag machen?

Antwort: Zweimal pro Tag.

Frage 32: Soll man weiterüben, wenn man durch Duft-Qigong bereits ganz gesund geworden ist?

Antwort: Natürlich soll man weiterüben! Der Körper bleibt ja weiterhin der Umwelt ausgesetzt, krankmachende Umweltfaktoren sind ständig vorhanden und versuchen, in den Körper einzudringen, und der Körper und seine inneren Organe werden von Jahr zu Jahr älter. Duft-Qigong stärkt Organe und Abwehrkraft und verhilft so zu einem langen Leben in Gesundheit.

Frage 33: Was bedeutet „nicht denken"?

Antwort: Nicht auf irgendetwas konzentrieren, weder auf den eigenen Körper noch auf einzelne Organe oder Meridiane, noch auf die Umwelt oder die Umgebung. Die Gedanken am besten einfach laufen lassen.

Frage 34: Warum soll man sich beim Duft-Qigong nicht konzentrieren?

Antwort: Das Nicht-Konzentrieren ist der Kernpunkt der Duft-Qigong-Theorie. Je weniger man sich konzentriert, desto schneller tritt der energetische Effekt ein, desto schneller kommt die Kraft. Außerdem ist nur so garantiert, daß man keine falsche Energie entwickelt.

Frage 35: Warum soll man bei den Übungen nicht zählen?

Antwort: Zählen ist auch Konzentration. Anfangs bleibt einem allerdings nichts Anderes übrig, als die 36mal jeweils abzuzählen. Mit einiger Routine – wenn man die Übungen fließend kann – braucht man nicht mehr mitzuzählen.

Frage 36: Warum soll man während der Übungen nicht an seine Krankheiten denken?

Antwort: Das ist auch eine Art Konzentration, die den Energiefluß stört. Es ist ungünstig, Qi sozusagen auf die Krankheit – die ja negative Energie bedeutet – hinzulenken. An die Krankheit denken bedeutet, sich selbst ein negatives Signal zu senden, und das stört den Heilungsprozeß.

Frage 37: Warum soll man nicht auf die Atmung achten? Ist die Atmung unwichtig?

Antwort: Atmen bedeutet Heben und Senken des Qi. Mittels Duft-Qigong wird dieser Vorgang automatisch harmonisiert. An die Atmung denken, stört diesen Prozeß. Natürliche Atmung ist die beste Atmung, die höchste Stufe der Atmung.

Frage 38: Warum wird überhaupt nicht über die Meridiane gesprochen?

Antwort: Wenn man über die Meridiane spricht, dann konzentrieren sich die Übenden nur darauf und dadurch beschränkt sich die Qi-Fluß-regulierende Funktion des Duft-Qigong nur auf die Meridiane – es kommt also nur zu einer Teilbehandlung – und der Effekt auf den Gesamtorganismus geht verloren. Es ist ja das Besondere an Duft-Qigong, daß nicht nur der Qi-Fluß in den Meridianen reguliert wird, sondern im ganzen Körper.

Frage 38: Welchen speziellen Qi-Fluß erzielt man durch Duft-Qigong?

Antwort: Die Chinesen sagen: „Von Punkt bis Ebene und bis in die Unendlichkeit". Gemeint ist damit, daß Duft-Qigong sich nicht auf die Qi-Regulation einzelner Punkte, Meridiane oder Organe beschränkt, sondern eine universelle Qi-Regulation bewirkt, die den menschlichen Körper mit allen seinen Teilbereichen mit dem Universum verbindet. Der Mensch als Mikrokosmos und das Universum als Makrokosmos überkreuzen sich sozusagen – Qi ist im menschlichen Körper, aber der Körper steht im Qi des Universums. Qi ist überall im Körper.[12]

Frage 39: Kann man während der Duft-Qigong-Übung an die Schönheit der Bewegung denken?

Antwort: Nein. Durch das Denken an die Schönheit der Bewegung kommt es unwillkürlich zur starken Konzentration auf den Qi-Fluß. Praktiziert man diese Konzentration über längere Zeit, kommt es zur Entwicklung „falscher" Energie.

Frage 40: Ist es besser allein zu üben oder mit mehreren Leuten zusammen?

Antwort: Wenn viele Menschen gemeinsam im Freien üben, dann führt das zur Entwicklung eines starken energetischen Magnetfeldes. Der Effekt von Duft-Qigong wird dadurch verstärkt, verbessert. Wenn man zu Hause übt, ist es besser zu zweit als allein zu üben. Besonders gut ist es, wenn ein Ehepaar gemeinsam übt – es kommt zum Yin-Yang-Austausch zwischen den Partnern. Wenn man allein übt, muß man drei Dinge beachten:

1. Keine allzugroße Ruhe – nebenbei Radio hören oder Fernsehen,
2. Keine allzu große Konzentration,
3. Nicht an den Qi-Fluß denken.

Frage 41: Worauf sollte man achten, wenn man während der Duft-Qigong-Übung Musik hört?

Antwort: Man sollte die Musik wohl hören, sich aber nicht darauf konzentrieren – JEDE Art der Konzentration ist während der Übung zu vermeiden! Der Idealfall ist eine fröhliche Umgebung und Stimmung. Man sollte selbst nicht zu ernst und auch nicht zu still sein. – Ernst und Stille reduzieren die Wirkung.

---

[12] Zitat von Laozi

Frage 42: Warum soll man nicht gleichzeitig zwei verschiedene Arten von Qigong üben?

Antwort: Bei anderen Qigong-Arten als Duft-Qigong spielt die Konzentration eine große Rolle. Übt man Duft-Qigong und eine andere Art von Qigong, dann kann die Konzentration des anderen Qigong auf Duft-Qigong übertragen werden. Bei Duft-Qigong kommt es zu einer besonderen Art des Qi-Flusses, die Qi-Lenkung anderer Qigong-Formen könnte störend wirken. Solche Störungen sind sehr schwer zu korrigieren.

Frage 43: Kann man Übungen aus anderen Qigong-Formen in Duft-Qigong einbauen?

Antwort: Duft-Qigong schaut auf den ersten Blick sehr einfach aus. Hat man früher schon andere, kompliziertere Qigong-Formen gelernt, dann besteht die Gefahr, daß man diese wieder vergißt. Trotzdem – die Übernahme von Elementen aus anderen Qigong-Formen in Duft-Qigong ist strengstens verboten! Es kommt dadurch zu starken, fühlbaren Effekten – man spürt beispielsweise den Qi-Fluß. Betreibt man diese Kombination über längere Zeit, dann entwickelt sich falsche Energie!

Frage 44: Ist zweimal täglich Duft-Qigong wirklich genug? Kann man es nicht öfter machen?

Antwort: Optimal sind zweimal täglich, keinesfalls öfter als dreimal täglich. Mehr ist zuviel! Es kostet zuviel Kraft und man verliert Qi — Energie. Man kann seine Energie in jeder Position üben – im Sitzen, im Liegen, im Gehen. Wichtig ist nicht, wie oft man übt – wichtig ist, daß man in einem fröhlichen, lockeren Zustand ist – das macht den Körper gesund.

Frage 45: Hat Duft-Qigong auch eine Wirkung, wenn man es nicht regelmäßig, sondern nur gelegentlich übt?

Antwort: Ja, aber nicht so stark.

Frage 46: Kann man andere Qigong-Formen üben, wenn man Duft-Qigong fertiggelernt hat?

Antwort: Wenn Duft-Qigong nach drei Monaten der Übung keine deutliche Wirkung zeigt, dann kann man eine andere Qigong-Form üben. ABER man muß mit Duft-Qigong vollkommen aufhören.

Frage 47: Kann man Duft-Qigong, Taiji Quan und Schwert-Taiji zusammen üben? Passen Sport und Duft-Qigong zusammen?

Antwort: Bei Taiji und Schwert-Taiji liegt das Schwergewicht auf dem sportlichen Aspekt. Man kann wohl alle Formen von Taiji zusammen mit Duft-Qigong üben, man darf aber auch bei den Taiji-Übungen keinesfalls an die inneren Organe, an die Meridiane und schon gar nicht an Qi – Energie oder Atmung denken. Sport und Duft-Qigong sind kein Widerspruch. Man darf allerdings nicht unmittelbar nach der Duft-Qigong-Übung mit dem Sport beginnen. Disco-Tanzen sofort nach dem Duft-Qigong ist ganz schlecht, ebenso wie Turnübungen, bei denen die Hände geschüttelt werden oder bei denen die Beine geschwungen werden, bei denen Tritte ausgeteilt werden, Stoßübungen (z. B. Karate). Beim Duft-Qigong tankt man Energie, bei den genannten Übungen verliert man sie, man schüttelt sie sozusagen wieder hinaus und schwächt dadurch die Wirkung von Duft-Qigong.

Frage 48: Bei anderen Qigong-Formen wird Wert gelegt auf eine Art Trancezustand, wobei spontane Schwank- und Schüttelbewegungen auftreten. Was tut man, wenn bei Duft-Qigong ein derartiger Zustand auftritt?

Antwort: Die Duft-Qigong-Übungen bezwecken diesen Zustand NICHT, weil dabei sehr viel Energie verbraucht wird. Schütteln und spontane Zuckungen über längere Zeit sind sehr schlecht für die Gesundheit. Manchmal treten auch während der Duft-Qigong-Übung ähnliche Zustände auf – z. B. der Körper beginnt zu pendeln – dann soll man selbst an die Füße denken (Männer an den linken, Frauen an den rechten Fuß) und sich gleichzeitig innerlich dreimal vorsagen: „Ich will Bewegung in meinem Inneren, aber keine äußere Bewegung". Damit schickt man seine Energie – Qi – durch die Füße in die Erde. Wer trotzdem nicht zu schwanken aufhören kann, soll versuchen, den ganzen Körper zu lockern und die Übung mit der Schlußübung Energie – Qi – sammeln beenden. Manchmal kommt es vor, daß der Übende zu schwach ist, selbst diese spontanen Schwankbewegungen zu stoppen. Dann braucht er die Hilfe des Lehrers oder eines Mitübenden, um die Schlußbewegung zu machen. Passiert dieser Zustand, wenn man allein übt, dann soll man innerlich dreimal den Meister anrufen: „Bitte Meister, hilf mir, das Qi zu sammeln!" Dann sich drei Minuten lang vorstellen, daß der Fuß schon 20 cm tief in der Erde steckt. So kommt es sicher zur Beruhigung des Qi. Wichtig ist, daß der Körper locker und entspannt ist und daß man keine Angst hat wegen der spontanen Schwankungen.

Frage 49: Warum soll man Menschen während der Duft-Qigong-Übung nicht erschrecken?

Antwort: Während der Duft-Qigong-Übung kommt es zur natürlichen Regulation des Qi-Flusses in den verschiedenen Systemen des ganzen Körpers. Erschrecken heißt Erstarren – auf Qi übertragen – plötzlicher Stopp des Qi-Flusses. Aus dem Chinesischen übersetzt heißt der beschriebene Vorgang „Das Qi erschrecken".

Frage 50: Was tut man, wenn zufällig „das Qi erschreckt" wird?

Antwort: Nicht zu üben aufhören! Weiterüben! Versuchen, den Körper zu lockern, die Gedanken zu beruhigen. Ist das gelungen, Qi sammeln – Schlußbewegung.

Frage 51: Kann man im Winter mit Handschuhen üben?

Antwort: Ja. Die Kleidung ist überhaupt ziemlich egal, Hauptsache alles ist locker, ja nicht zu klein – insbesondere die Handschuhe sollen groß genug sein.

Frage 52: Warum ist die Schlußbewegung so wichtig?

Antwort: So einfach die Schlußbewegung ist, so groß ist ihre Wirkung. Es kann vorkommen, daß man bei der Übung durch einen Anruf oder durch das läuten der Türglocke unterbrochen wird. Niemals abrupt aufhören! Immer die Schlußbewegung richtig machen und erst dann aufhören, das Telephon abheben oder die Türe aufmachen. Plötzliches Unterbrechen der Übung ohne Schlußbewegung führt zum Qi-Stau; man fühlt sich nicht wohl. Menschen mit Bluthochdruck sollen bei der Schlußbewegung die Hände nicht höher als bis zum Brustbein heben.

Frage 53: Kann man die unterbrochene Übung später dort fortsetzen, wo man auf-gehört hat oder muß man mit der ersten Übung wieder anfangen?

Antwort: Man kann dort fortfahren, wo man aufgehört hat.

Frage 54: Manche Menschen haben nach der Übung von Duft-Qigong II große Kräfte, um Patienten zu behandeln. Ist das gut oder schlecht?

Antwort: Nach einjähriger Übung von Duft-Qigong II entwickeln viele Menschen heilende Kräfte. Das Wesentliche an Duft-Qigong ist aber die Selbstheilung durch Selbstübung. Es ist besser, wenn ein kranker Mensch selbst diesen Weg geht.

Frage 55: Warum wird man während der Übung manchmal benommen und bekommt einen schweren Kopf, ja sogar Druck im Kopf? Was kann man dagegen tun?

Antwort: Mögliche Ursachen:

- ○ zu starke Konzentration,
- ○ zu hohe Position der Arme und Hände bei den Übungen,
- ○ zu großer Ehrgeiz, die Übungen schnell zu erlernen,
- ○ zu große Erwartungen,
- ○ zu schnelle Bewegungen – besonders bei alten Menschen,
- ○ wenn man zu früh beginnt, Duft-Qigong II zu lernen,
- ○ wenn man vor der Übung zornig ist,
- ○ wenn man bei der Duft-Qigong-II-Übung „die Frau wickelt den Seidenfaden auf" die Handfläche nicht nur nach oben, sondern noch weiter nach vorne dreht,
- ○ störende Signale aus der Umgebung,
- ○ verkrampfte Haltung und Bewegung.

Trifft dies alles nicht zu, dann müssen die Symptome als Alarmzeichen für eine innere Krankheit gewertet werden: Das in Fluß gebrachte Qi stößt sozusagen das kranke Qi hinaus. Treten die genannten Symptome auf, dann weiter üben – das führt zur Besserung.

Frage 56: Wenn man schon eine gewisse Zeit geübt hat, dann hat man manchmal das Gefühl, daß das Qi vom Dantian (unterhalb des Nabels) bis zum Baihui (höchster Punkt der Scheitelhöhe) aufsteigt. Qi soll ja normalerweise unten bleiben, ich fühle mich aber trotzdem recht wohl, ich bin nicht krank. Was bedeutet das?

Antwort: Unter diesen Umständen bedeutet es, daß das Qi bald glatt und ungehindert durch das Konzeptionsgefäß und das Lenkergefäß kreisen wird. Es handelt sich bei diesen beiden Gefäßen um Energieleitbahnen, das Konzeptionsgefäß ist vorne in der Mitte, vom Damm bis zum Kinn, das Lenkergefäß verläuft auf dem Rücken, ebenfalls vom Damm, über die Wirbelsäule aufwärts, über den Kopf von hinten nach vorne und endet in der Mitte des Oberkiefers im Zahnfleisch. Wenn die Verbindung dieser beiden Energieleitbahnen spürbar wird, dann sprechen die Chinesen von einem „kleinen Himmel".

Frage 57: Es kommt vor, daß sich beim oder nach dem Üben von Duft-Qigong vorhandene Krankheiten verschlimmern, daß Schmerzen stärker werden. Was kann man dagegen tun?

Antwort: Duft-Qigong aktiviert positives Qi, welches latent vorhandene – schlummernde – Krankheiten sozusagen hinausstößt. Eine Verschlechterung ist – so paradox das klingt – kein schlechtes, sondern ein gutes Zeichen. Also keine Angst, sondern weiterüben! Treten sehr starke Symptome auf, muß zusätzlich mit westlicher und mit chinesischer Medizin behandelt werden. Keinesfalls soll aber ein fremder Qigong-Meister die Behandlung übernehmen. Jede Qigong-Form, jeder Qigong-Meister hat sein eigenes, spezielles Qi. Der Körper kann zu viele verschiedene Signale nicht verkraften.

Frage 58: Was bedeuten neue Schmerzen, die nach Duft-Qigong-Übungen auftreten?

Antwort: Solche Schmerzen waren schon vorher latent im Körper vorhanden und können durch Duft-Qigong aktiviert werden. Qigong ist kein Ersatz für notwendige Medikamente – es ist keinesfalls als Allheilmittel zu betrachten! Qigong kann heilen, bessern, aber auch verschlechtern. Ein anderer Grund für neue Schmerzen kann sein, daß die entwickelte Energie noch zu schwach ist und der Körper noch nicht imstande ist, sich gegen krankmachende Einflüsse von außen – „krankmachende Energie" – erfolgreich zu wehren. Jedenfalls soll man weiterüben, nicht aufhören! Gleichzeitig kann mit Medikamenten behandelt werden.

Frage 59: Warum werden manche Krankheiten ganz schnell geheilt, während die Heilung bei anderen sehr langsam vor sich geht?

Antwort: Eine positive Einstellung zu Duft-Qigong, der Glaube an seine heilende Kraft, hohe Sensibilität, Offenheit des Charakters, schlanker Körperbau begünstigen den schnellen Heilungsprozeß. Große Skepsis, Zweifel, mangelnde Sensibilität, Engstirnigkeit, Neigung zu Jähzorn, Fettleibigkeit verzögern ihn. Wesentlich ist, daß man über Duft-Qigong zur körperlichen und geistigen Entspannung kommt, ohne sich zu konzentrieren, ohne krampfhaft an seine Krankheit zu denken und daß man in eine glückliche Atmosphäre versetzt wird. Natürlich sieht, hört und fühlt man auch während der Übungen. Aber man soll diese Sinneseindrücke gleichsam an sich vorüberziehen lassen.

Frage 60: Wie sind verschiedene Signale, die man durch die Duft-Qigong-Übungen empfängt, zu deuten?

Antwort: Verschiedene Menschen empfangen ganz verschiedene Signale. Welche Signale das sind, hängt vom körperlichen und vom seelischen Zustand ab. Man kann grob in drei Empfängertypen einteilen:

1. Ganz offene Menschen sind für alle Signale sehr empfänglich. In China gehören 85% zu dieser Gruppe.
2. Sehr verschlossene Menschen spüren anfangs gar nichts, nach einer gewissen Zeit der Übung werden sie jedoch sensibilisiert und empfangen Signale. Auch wenn anfangs keine Signale wahrgenommen werden, die Wirkung ist trotzdem da – also weiterüben, auch wenn man anfangs nichts spürt. In China gehören 10% zu dieser Gruppe.

3. Absolut ablehnende Menschen tun sich sehr schwer, Signale einzufangen. Trotzdem gilt auch für sie: Fleißiges Üben führt zu positiver Wirkung, allerdings nur langsam. In China gehören 5% zu dieser Gruppe.

Frage 61: Was bringt Duft-Qigong für die Gesundheit?

Antwort: Duft-Qigong wirkt vorbeugend, entgiftend, aber es ist kein Allheilmittel. Westliche Medizin, chinesische Medizin und Duft-Qigong haben ihre eigenen Aufgabenbereiche. Qigong-Behandlung heißt Qigong selbst üben, nicht vom Lehrer abhängig sein. Wenn man regelmäßig übt, dann tritt der heilende Effekt schnell ein. Hört man auf, regelmäßig zu üben, können bereits verschwundene Schmerzen wieder auftreten. Deshalb immer weiterüben.

Frage 62: Kann man vom Duft-Qigong-Lehrer Heilung erwarten?

Antwort: Behandlung mit Duft-Qigong ist eine ganzheitliche Behandlung, es kommt zur Regulation und zur Harmonisierung von Qi, Blut, Körper und Seele. Diese Wirkung tritt aber nur ein, wenn man selbst übt, nicht hingegen, wenn man nur auf die Behandlung durch den Lehrer hofft. Große Qigong-Meister erzielen wohl spektakuläre Heilerfolge, die allerdings nur von kurzer Dauer sind.

Frage 63: Kann man durch Duft-Qigong auch negative, schlechte Energie bekommen?

Antwort: Ja.

○ Wenn man versucht, die Übungen mit der Atmung zu koordinieren,
○ wenn man versucht, sich während der Übung zu konzentrieren.

Das entspricht nicht der Idee von Duft-Qigong.

Frage 64: Was bedeutet Qigong-Behandlung?

Antwort: Qigong-Behandlung bedeutet Information und Resonanz. Wer nicht zweifelt, der empfängt die Signale sehr schnell, das Magnetfeld des Körpers wird neu organisiert und die Heilung tritt schnell ein.

Frage 65: Wie soll sich der Schüler im Kurs dem Lehrer gegenüber verhalten?

Antwort: Nicht ununterbrochen fragen, mitschreiben und ungeduldig sein. Keine Angst haben, daß man die Übungen vergißt. Dem Lehrer zuschauen, sich entspannen, den ganzen Körper lockern, die Füße fest auf dem Boden, ein leichtes Lächeln im Gesicht – so ist der Schüler bereit, die Informationen des Lehrers aufzunehmen, seine Signale wie eine Antenne zu empfangen. Fragen des Lehrers beantworten, den Anweisungen des Lehrers einfach folgen. Wesentlich ist die geistige Verbindung mit dem Lehrer!

Frage 66: Warum spürt man im Kurs mehr, als wenn man allein zu Hause übt?

Antwort: Im Kurs organisiert der Qigong-Lehrer sozusagen das Magnetfeld, es kommt zur gleichen Schwingung der Energie aller Schüler und des Lehrers. Jeder ist Sender und Empfänger zugleich. Natürlich ist so die Wirkung stärker.

Frage 67: Was bedeutet das plötzliche Erscheinen schöner Bilder vor dem inneren Auge?

Antwort: Qigong ist wissenschaftlich noch nicht bewiesen. Manche Vorgänge entstammen einer anderen Dimension und sind schwer zu verstehen. Plötzlich auftauchende Bilder entstammen der Phantasie und nicht der Realität, als Phantasiegebilde sollten sie auch verstanden werden. Man soll sie einfach hinnehmen, ohne allzugroße Emotionen zu entwickeln. Tauchen häßliche, erschreckende, gefährliche Bilder auf, dann braucht man auch keine Angst zu haben! Man soll alle Bilder möglichst rasch vergessen, nicht mehr daran denken und auch nicht mit anderen Leuten darüber sprechen, ebensowenig wie man auf keinen Fall versuchen soll, das eine oder das andere Bild noch einmal zu sehen, weil man sonst falsche Energie entwickelt.

Frage 68: Was bedeutet „Energie stehlen"? Was kann man dagegen tun?

Antwort: Es gibt bekanntlich verschiedene Arten und Stufen von Qigong. Wenn man Duft-Qigong fleißig übt, dann bekommt man am ganzen Körper eine Naturkraft, man tankt Yang-Energie, Energie des Universums. Niedere Qigong-Stufen können beim besten Willen nicht von höher entwickelten Qigong-Stufen Energie stehlen. Wenn Qigong-Meister hoher Stufe Menschen Energie stehlen, dann entspricht das nicht dem Ziel von Qigong, der höchsten Tugend. Qi stehlen ist unmoralisch! Da man beim Duft-Qigong Yang-Energie aus dem Universum aufnimmt, kommt es nicht zum Abziehen von Energie anderer Menschen. Wenn man sich ständig Sorgen macht, daß einem jemand Qi stehlen könnte, dann schadet man sich selbst. Man soll kurz an den Menschen denken, der einem das Qi stehlen will und sich sagen: Wer Qi stehlen will, dessen eigenes Qi ist schlecht. Schlechtes Qi ist sicher schwächer als gutes Qi, also kann er mir nicht mein Qi wegnehmen. Man kann sich auch vorsagen: Namo Omitofu. Das sind keine chinesischen Worte, sondern es handelt sich um die Erlösungsformel der Anhänger der buddhistischen Jing-Tu-Schule und bedeutet „verehrt seist Du, Buddha des grenzenlosen Lichts." Ursprünglich aus dem Sanskrit: Namas Amitabha.

Frage 69: Wie kann man die theoretischen Grundlagen von Duft-Qigong verstehen?

Antwort: Selbst üben, selbst erkennen.

Frage 70: Was versteht man unter „erkennen"?

Antwort: Man kann auch „Eingebung" dazu sagen. Manche Dinge kann man mit dem Verstand nicht begreifen, da kann man nachdenken so viel man will. Und plötzlich geht einem der Knopf auf – man hat es „erkannt", erfahren. Dieser Vorgang hat mit logischem Denken nichts zu tun, es handelt sich dabei vielmehr um einen großen geistigen Sprung nach vorne. Nicht-Denken ist Denken mit der Seele, ist richtiges Denken. Duft-Qigong führt zu diesem „richtigen Denken" – man soll beim Üben ja das Denken bewußt ausschalten. Das ist die höchste Stufe von Qigong – geistiger Höhenflug, erreicht ohne Logik.

Frage 71: Was erkennt man?

Antwort: Während der Übung nimmt man mit den Sinnesorganen (Auge, Ohr, Nase, aber auch der Körper) unbewußt Sensationen wahr und es treten

Symptome auf, die man mit dem Verstand nicht erfassen kann – z. B. Gähnen, Weinen, Kälte, Hitze, Bilder-Sehen etc. Das sind ebenso Faktoren, die „erkannt" werden müssen, wie Hinweise des Lehrers, z.B. „Tugend", „glauben, nicht zweifeln", „das Gesicht soll lächeln", „Körper locker", „reine Yang-Energie", „nicht konzentrieren", „keine Vorstellung von Meridianen oder Punkten", „gleiche Schwingung". Manche Leute können die Übungen schon sehr gut, sie haben sich den Ablauf schon gemerkt, trotzdem machen sie immer noch weitere Kurse. Der Lehrer zeichnet Bilder – z. B. Sonne, Mond und Sterne, Wasser, Wind –, zeigt Übungen zur Verlängerung der Finger, erklärt, warum man durch unzweckmäßiges Üben negatives Qi entwickelt. Alle diese Dinge kann man nicht primär mit dem Verstand erfassen, sondern muß sie „erkennen".

Frage 72: Wie kann ich das Erkennen fördern?

Antwort: 1. Immer wieder fragen. Fragen ist die Basis aller Wissenschaft.
2. Duft-Qigong über eine längere Periode regelmäßig üben und geistig weiterverarbeiten.
3. Fleißig üben und lernen, weniger logisch zu denken. Nicht denken, sondern tun und die Kraft der Gedanken erfühlen.
4. Versuchen, immer wieder den Zustand der „Leere" zu erreichen – das ist die beste Vorbereitung für das Erkennen. Lernen, statt mit dem Verstand, mit Gefühl, Eingebung und Instinkt zu arbeiten.
5. Wenn ein Einfall kommt, diesen sofort „einfangen", notieren und dann weiterentwickeln. Der Kern des Erkennens ist der Glaube. Wenn man glaubt, dann wird die Bewegung „echt". Mit anderen Worten: Die Echtheit erreicht man durch Erkennen und Glauben.

Frage 73: Was bedeutet „reine Yang-Energie" beim Duft-Qigong?

Antwort: Was man bei Duft-Qigong übt, ist Yang-Energie. Mit Yang ist jener Begriff gemeint, den wir vom Dualitätsprinzip Yin/Yang her kennen. Aber die Yang-Energie des Duft-Qigong ist stärkeres, reineres Yang als die Energie, die wir aus der Yin-Yang-Monade kennen: Es ist die Energie des Universums, kosmische Energie. Man übt hohe Tugend.

Frage 74: Kann man durch Duft-Qigong-Übungen die vollkommene Ruhe erlangen?

Antwort: Unmöglich. Ohne Bewegung kein Leben. Solange der Mensch lebt, ist da Bewegung – auch im Schlaf arbeitet das Herz, fließt das Blut. Auch im Erdinneren ist ständig Bewegung. Die bei verschiedenen Qigong-Formen erzielte Ruhe ist auch nur äußerlich; innerlich finden sehr viele Bewegungen statt. Es gehört zum Wesen des Qigong, daß äußerlich nicht allzuviel Bewegung zu sehen ist, innerlich aber soll sich viel bewegen. Aus der Bewegung werden viele Dinge geboren: Absolute Ruhe – „zumachen" – ist schlecht für den Körper.

Frage 75: Soll man während Duft-Qigong überhaupt nicht denken?

Antwort: Doch, manchmal schon; z. B. dann, wenn der Lehrer während des Qigong-Unterrichtes Qi schickt oder organisiert, ebenso bei der Qigong-Behandlung. Da braucht man gewisse Vorstellungen und muß sich konzentrieren. Wenn man für sich selbst übt, dann ist eines der wichtigsten Dinge, möglichst wenig zu denken; überhaupt nicht denken ist unmöglich.

Frage 76: Was ist die Qigong-Kraft?

Antwort: Qigong-Kraft ist jene Kraft, jene besondere Fähigkeit, die man durch regelmäßiges Qigong-Üben entwickelt. Qigong-Kraft ist Kraft der Gedanken. Das klingt wie ein Widerspruch, denn während der Übung soll man ja so wenig wie möglich denken. Ist die Kraft der Gedanken stark, dann entwickelt man große Kräfte. Die Kraft der Gedanken hängt vom Ausmaß der Tugend ab: hohe Tugend – große Kraft. Viele Qigong-Meister spenden das Geld, das sie mit Qigong-Unterricht oder -behandlung einnehmen, für wohltätige Zwecke. Dadurch gewinnen sie an Tugend und damit an Kraft.

Frage 77: Spielt die Gedankenkraft eine wichtige Rolle?

Antwort: Ja. Positive Gedanken sind ein positiver Impuls für das Gehirn. Je mehr positive Gedanken, desto schneller entwickelt sich die Kraft der Gedanken – und nur sie befähigt zur Qigong-Behandlung. Negative Gedanken bewirken das Gegenteil. Deshalb warnt der Lehrer davor, während der Übung an seine Krankheiten oder überhaupt an Krankheiten zu denken. Wer oft an die Krankheit denkt, verschlimmert sie dadurch. Hypochondrisches Verhalten ist ganz schlecht! Wichtig ist Selbstvertrauen, fleißig üben und positiv denken – das sind positive Signale für den Körper. Das Selbstvertrauen gibt dem Körper einen Impuls, ähnlich dem Einschalten eine Radios: So wird der Körper zum Empfänger für positive Signale.

Frage 78: Wie soll man „hohe Tugend – starke Kraft" verstehen?

Antwort: Tugend ist die theoretische Basis von Qigong – gemeint ist damit Aufrichtigkeit, Echtheit, Ehrlichkeit. Tugend bedeutet, anderen Menschen Gutes, niemals etwas Schlechtes zu tun. Dabei geht es nicht nur um konkrete Handlungen, sondern auch um die innersten Gedanken. Ein Lächeln sollte von innen, vom Herzen kommen und nicht wie eine äußerliche Maske aufgesetzt sein. Wer Sonne im Herzen hat, der kann leicht strahlen.

Frage 79: Kann man auch ohne Tugend viel Kraft bekommen?

Antwort: Ja. Aber es handelt sich dabei nicht um echte, Yang-Energie, sondern um unechte, Yin-Energie. Schlechte Gedanken über längere Zeit üben einen negativen Impuls auf das Gehirn aus – das kann bis zur Geistesstörung gehen. Negative Gedanken schaden dem, der sie denkt. Wenn ein Schüler oder ein Lehrer nur an sich selbst denkt, dann ist das der reine Selbstbetrug. Merkt man, daß man nur mehr an sich selbst denkt, dann ist man auf dem falschen Weg und muß schleunigst eine Kurskorrektur vornehmen. Man kann auch Tugend trainieren, um sich selbst zu retten.

Frage 80: Wie kann ich meine Tugend trainieren?

Antwort: Zum Beispiel beim Essen, Gehen, Sitzen, Liegen, Stehen: Tue das, was du tust, bewußt.

Frage 81: Wann darf man Duft-Qigong unterrichten?

Antwort: Man soll Duft-Qigong nicht nur für sich allein behalten. Wenn man die Bewegungsabläufe beherrscht, eine gewisse Zeit geübt und die Fragen zum Großteil verstanden hat, dann kann man die Übungen weitergeben – vorausgesetzt, man hat ein gutes Herz. Das Herz ist der Sitz der Gedanken. Leere, Freiheit, Natürlichkeit – das sind gute Gedanken.

DUFT-QIGONG II

Duft-Qigong II bedeutet – im Gegensatz zu Duft-Qigong I – mehr Bewegung nicht nur der oberen, sondern auch der unteren Körperpartie, also Bewegung des ganzen Körpers und stärkere Wirkung auf die inneren Organe. Während Duft-Qigong I entgiftet – negative Energie – Qi – von innen nach außen ableitet, sammelt Duft-Qigong II die Energie von außen und transportiert sie nach innen. Duft-Qigong II baut daher die innere heilende Kraft auf. Der Körper nimmt die Energie – Qi – auf, die angeboten wird. Ohne Vorübung von Duft-Qigong I sind viele Giftstoffe im Körper. Zusätzliche Energie – Qi-Zufuhr führt zur Entwicklung negativer Energie. Deshalb muß man, bevor man mit Duft-Qigong II zu üben beginnt, mindestens 3 1/2 Monate lang regelmäßig Duft-Qigong I üben.

DUFT-QIGONG II – 15 Übungen

Vorbereitung: Den ganzen Körper natürlich locker lassen, Füße parallel, schulterbreit auf den Boden stellen, das Gesicht soll einen lächelnden Ausdruck zeigen.

1. 36mal: Handflächen nach unten.
   Beckenpendeln. Beide Handflächen nach unten, Handkanten nach vorn, Fingerspitzen in 5 cm Abstand voneinander in Brusthöhe, Becken pendelt durch Knie/Becken-Bewegung zuerst nach links – linkes Knie strecken, dann nach rechts – rechtes Knie strecken.

2. 36mal: Energie durch die Arme transportieren.
   Beide Handflächen nach unten, Handkanten nach vorn, Fingerspitzen in 5 cm Abstand in Brusthöhe. Zuerst linken Unterarm diagonal nach vorne links außen öffnen, dann linken Arm wieder bis ca. 30 cm vor die Brust anziehen. Während der linke Arm angezogen wird, öffnet der rechte Unterarm diagonal nach vorne rechts außen und wird nachher ebenfalls wieder angezogen. Becken pendelt parallel: Während der linke Unterarm öffnet, streckt sich das linke Bein, rechts detto.

3. 36mal: Die Handflächen versetzen das Paket.
   Hände in Schulterabstand vor dem Bauch, Handflächen schauen gegeneinander, Fingerspitzen nach vorne, zuerst nach links, dann nach rechts versetzen, als ob man ein Paket zwischen den Händen hätte. Becken pendelt gegensinnig durch Beugung des gegenseitigen Knies: Hände links – rechtes Knie beugen, linkes Knie strecken und umgekehrt.

4. 36mal: Die Hände malen den Kreis.
   Hände in Taillenhöhe, Handfläche nach unten, rechte Hand etwas vor linker Hand, Fingerspitzen nach vorne außen rechts. Hände kreisen im Uhrzeigersinn. Sind die Hände links, ist die linke Hand weiter vorne. Wenn die rechte Hand vorne ist, Gewicht auf rechten Fuß, wenn die linke Hand vorne ist, Gewicht auf linken Fuß, Becken pendelt also gleichsinnig.

5. 36mal: Die Frau wickelt den Seidenfaden auf.
   Hände kreisen vor dem Bauch elliptisch umeinander nach vorne, sodaß jeweils eine Hand mit der Handfläche knapp vor dem Bauch aufwärts

streicht, während die andere Hand mit dem Handrücken nach oben, nach vorne unten und wieder in Bauchnähe geht. Die Hand wird gekippt vor dem Bauch – Handfläche zum Bauch – und beim Vorwärtsschieben – Handrücken nach oben. Bauch nicht berühren!
Beckenpendeln: linke Hand vorne – Gewicht nach links, rechte Hand vorne – Gewicht nach rechts.

6. 36mal: Die Tochter des Drachens pflückt die Lotosblume.
Hände in Bauchhöhe, Handflächen nach unten, Finger nach vorne, Hände in nicht ganz schulterbreitem Abstand. Beide Handwurzeln hinunterdrücken, linke Hand vor Bauchmitte, rechte Hand parallel dazu rechts davon, Hände im Bogen nach oben von rechts nach links führen (wie Übung 3 „Paket versetzen", aber andere Handflächen-Haltung). Eine Hand kommt immer vor die Bauchmitte.
Becken pendelt gegensinnig: Hände rechts – Gewicht auf linkem Fuß, linkes Bein gestreckt und umgekehrt.

7. 36mal: Die Tigerkralle füllt die Energie auf.
Locker gespannte Krallenhand, Hände pendeln zuerst nach links – rechte Hand vor dem Bauch –, dann nach rechts – linke Hand vor dem Bauch.
Becken pendelt parallel.

8. 36mal: Auf dem Holz links-, rechts-rutschen.
Lockere Fäuste in nicht ganz schulterbreitem Abstand in Beckenhöhe, als ob man einen Stock in beiden Händen hielte. Handrücken nach oben. Nach links und rechts linear pendeln.
Becken pendelt gegensinnig.

9. 36mal: Die Fingerspitzen nach unten stechen.
Hände in nicht ganz schulterbreitem Abstand, Handflächen schauen zum Bauch, den Daumen gestreckt anziehen, die übrigen vier Finger zusammenpressen. Mit beiden Händen gleichzeitig parallel – zuerst nach rechts – nach unten stechen. Dabei ist eine Hand immer vor der Mitte des Bauches.
Becken pendelt gegensinnig – Hände rechts – Becken links und umgekehrt.

10. 36mal: Der alte Mann pendelt mit seiner Hüfte.
Hände überkreuzt – berühren einander nicht, Handrücken nach vorne – 5 cm vor dem Nabel.
Mann: linke Hand innen, rechte Hand außen;
Frau: rechte Hand innen, linke Hand außen.
Becken pendelt zuerst nach links, dann nach rechts. Langsam!! Ab der 10. Übung bis zum Ende bleiben beide Knie gestreckt.

11. 36mal: Die verschränkten Finger malen die Kurve.
Finger verschränken, rechter Daumen außen, oben. Hände so in Bogen zwischen Becken und Halsgrube pendeln lassen.
Beckenpendeln: Hände unten – Becken links, Hände oben – Becken rechts; Knie bleiben gestreckt.

12. 36mal: Zum Himmel fliegen, Blumen schenken.
Handflächen schauen gegeneinander, nicht ganz schulterbreiter Abstand, Fingerspitzen nach oben, Höhe der Halsgrube. Zuerst nach rechts, dann nach links pendeln.
Beckenpendeln gegensinnig – zuerst Hände rechts, Becken links, dann umgekehrt. Knie gestreckt.

13. 36mal: Die Tochter des Himmels streut Blumen.
Hände in Bauchhöhe, Handflächen nach unten, Hände in schulterbreitem Abstand voneinander. Zuerst nach rechts, dann nach links pendeln.
Becken pendelt gegensinnig, zuerst Hände rechts, Becken links, dann umgekehrt.

14. 36mal: Die lockere Faust füllt die Energie auf.
Die Hände formen abwechselnd einen „Entenschnabel", Handrücken nach oben. Damit klopft zuerst die linke Hand auf den Bauch unterhalb des Nabels, während die rechte Hand in Hüfthöhe nach rechts öffnet.
Becken pendelt – linke Hüfte draußen – linker Tigermund[13] beim Bauch.

15. Drei Erleuchtete meditieren.
Arme formen einen Kreis vor dem Bauch, Fingerspitzen in 10 cm Abstand. Die Hände in dieser Haltung zuerst nach links, dann nach rechts, dann in die Mitte führen. Beide Knie locker lassen. Ca. 3 Minuten stehen.

Ende wie Duft-Qigong I:

Schluß: Energie sammeln:
Hände in Schenkelhöhe senken,
Hände seitlich anheben bis in Schulterhöhe, dabei leichte Faust formen, durch die Nase einatmen;
Faust öffnen und senken, dabei durch den Mund ausatmen.
„Hände waschen", „Gesicht waschen",
„Haare kämmen",
ev. schmerzende, kranke Stellen streichen,
Bauch massieren, Verstopfung: im Uhrzeigersinn, Durchfall: gegen Uhrzeigersinn, Kreuz streichen.
Beine mehrmals von oben nach unten streichen, seitlich, hinten, vorne innen, vorne außen,
linken Fuß beiziehen.

---

[13] Als Tigermund wird die Region zwischen Daumen und Zeigefinger bezeichnet.

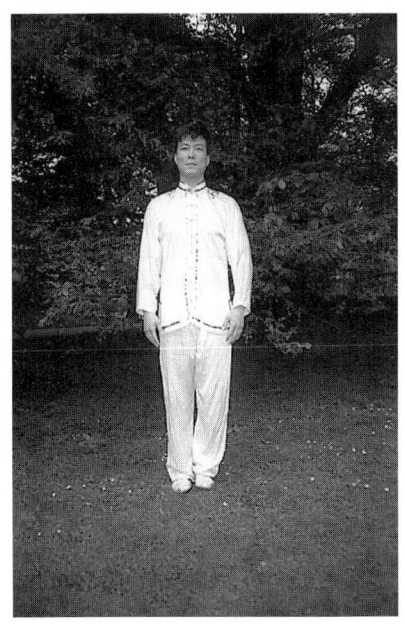 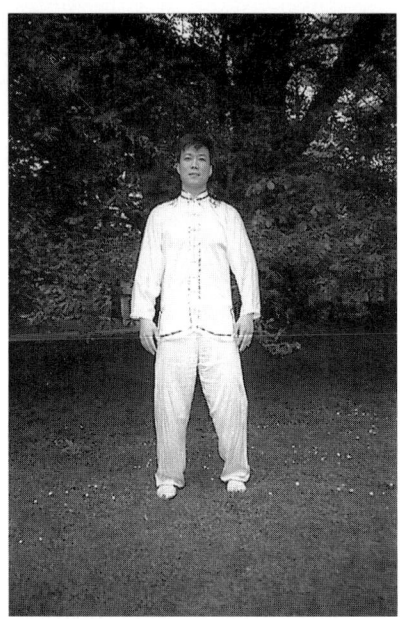

Vorbereitung: Den ganzen Körper natürlich locker lassen, Füße parallel, schulterbreit auf den Boden stellen, das Gesicht soll einen lächelnden Ausdruck zeigen.

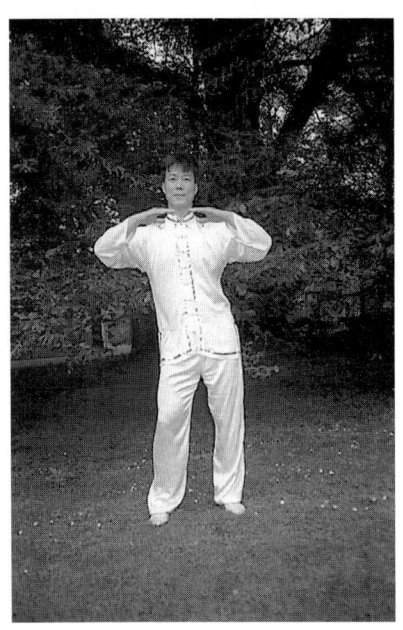 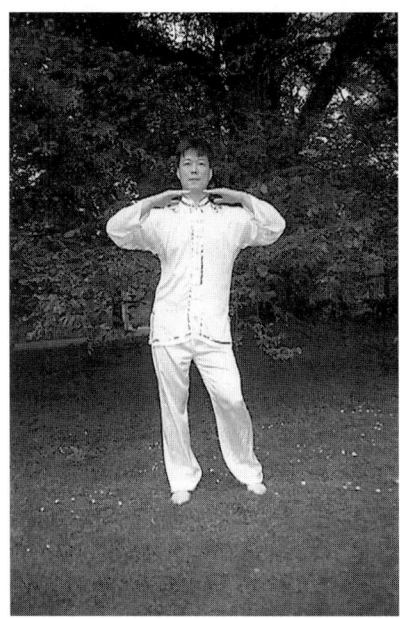

1. 36mal: Handflächen nach unten.
   Beckenpendeln. Beide Handflächen nach unten, Handkanten nach vorn, Fingerspitzen in 5 cm Abstand voneinander in Brusthöhe, Unterarme pendeln zuerst nach links, Becken pendelt durch Knie/Becken-Bewegung zuerst nach links, linkes Knie strecken, dann nach rechts – rechtes Knie strecken.

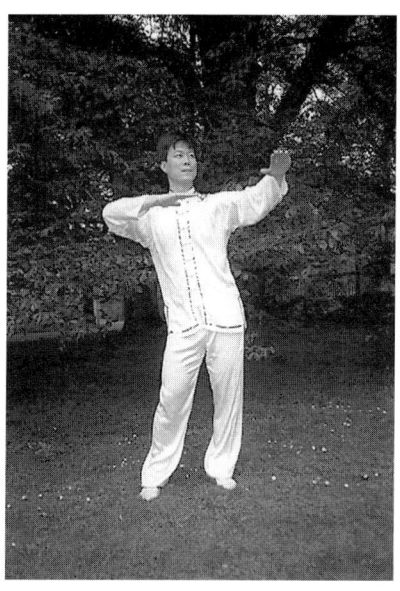 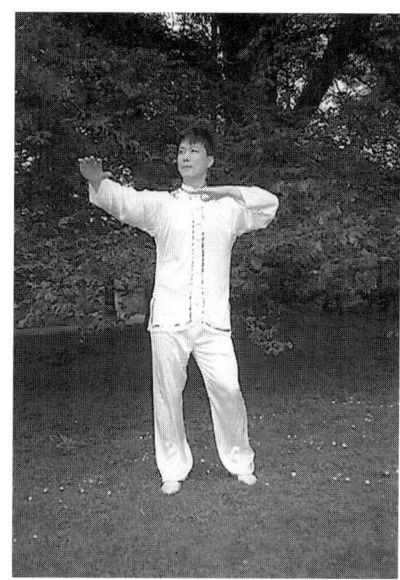

2. 36mal: Energie durch die Arme transportieren.
Beide Handflächen nach unten, Handkanten nach vorn, Fingerspitzen in 5 cm Abstand in Brusthöhe. Zuerst linken Unterarm diagonal nach vorne links außen öffnen, dann linken Arm wieder bis ca. 30 cm vor die Brust anziehen. Während der linke Arm angezogen wird, öffnet der rechte Unterarm diagonal nach vorne rechts außen und wird nachher ebenfalls wieder angezogen. Becken pendelt parallel: Während der linke Unterarm öffnet, streckt sich das linke Bein, rechts detto.

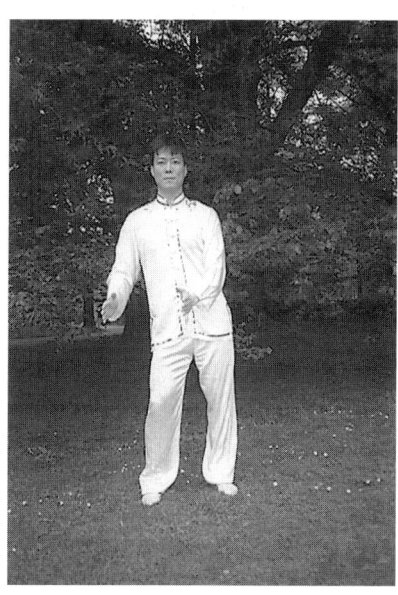 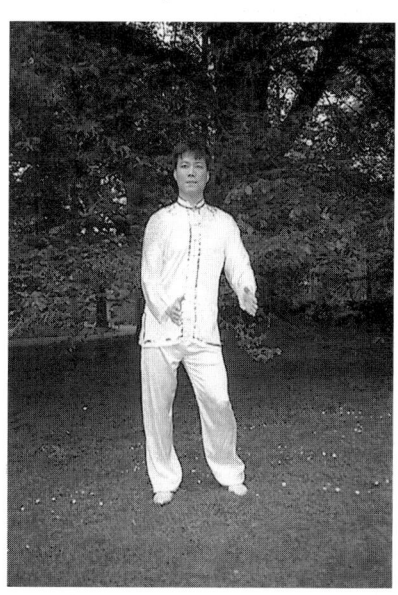

3. 36mal: Die Handflächen versetzen das Paket.
Hände in Schulterabstand vor dem Bauch, Handflächen schauen gegeneinander, Fingerspitzen nach vorne, zuerst nach links, dann nach rechts versetzen, als ob man ein Paket zwischen den Händen hätte. Becken pendelt gegensinnig durch Beugung des gegenseitigen Knies: Hände links – rechtes Knie strecken und umgekehrt.

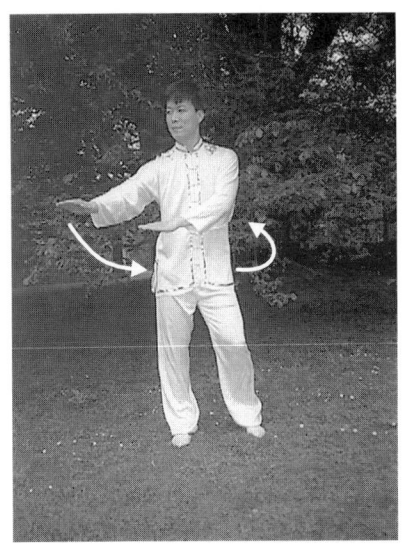 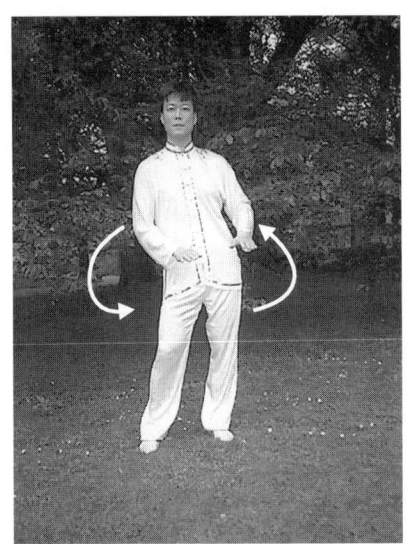

4. 36mal: Die Hände malen den Kreis.
   Hände in Taillenhöhe, Handfläche nach unten, rechte Hand etwas vor linker Hand, Fingerspitzen nach vorne außen rechts. Hände kreisen im Uhrzeigersinn. Sind die Hände links, ist die linke Hand weiter vorne. Wenn die rechte Hand vorne ist, Gewicht auf rechten Fuß, wenn die linke Hand vorne ist, Gewicht auf linken Fuß. Becken pendelt also gleichsinnig.

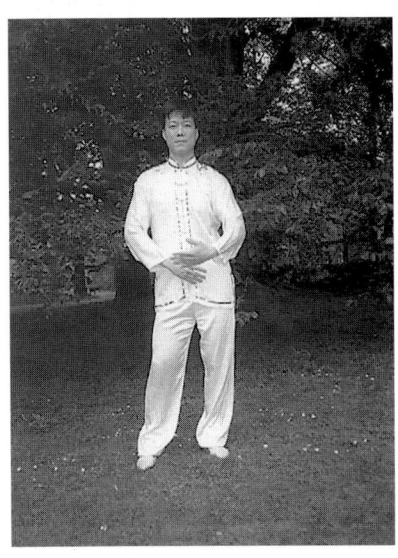 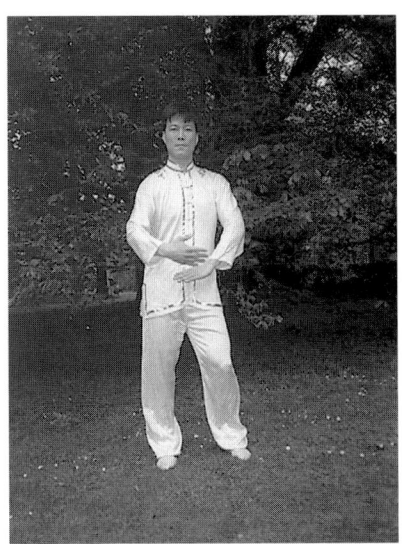

5. 36mal: Die Frau wickelt den Seidenfaden auf.
   Hände kreisen vor dem Bauch elliptisch umeinander nach vorne, sodaß jeweils eine Hand mit der Handfläche knapp vor dem Bauch aufwärts streicht, während die andere Hand mit dem Handrücken nach oben, nach vorne unten und wieder in Bauchnähe geht. Die Hand wird gekippt 1. vor dem Bauch – Handfläche zum Bauch – und 2. beim Vorwärtsschieben – Handrücken nach oben. Bauch nicht berühren!
   Beckenpendeln: linke Hand vorne – Gewicht nach links, rechte Hand vorne – Gewicht nach rechts.

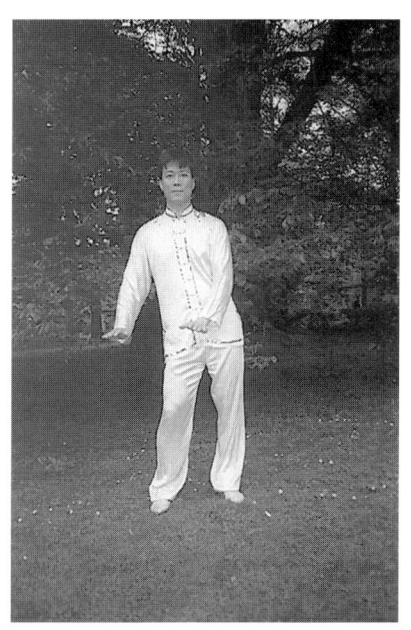 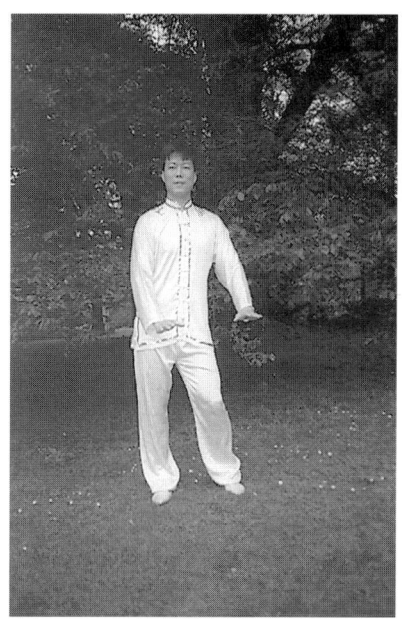

6. 36mal: Die Tochter des Drachens pflückt die Lotosblume.
   Hände in Bauchhöhe, Handflächen nach unten, Finger nach vorne, Hände in nicht ganz schulterbreitem Abstand. Beide Handwurzeln hinunterdrücken, linke Hand vor Bauchmitte, rechte Hand parallel dazu rechts davon, Hände im Bogen nach oben von rechts nach links führen (wie Übung 3 „Paket versetzen", aber andere Handflächen-Haltung). Eine Hand kommt immer vor die Bauchmitte.
   Becken pendelt gegensinnig: Hände rechts – Gewicht auf linkem Fuß, linkes Bein gestreckt und umgekehrt.

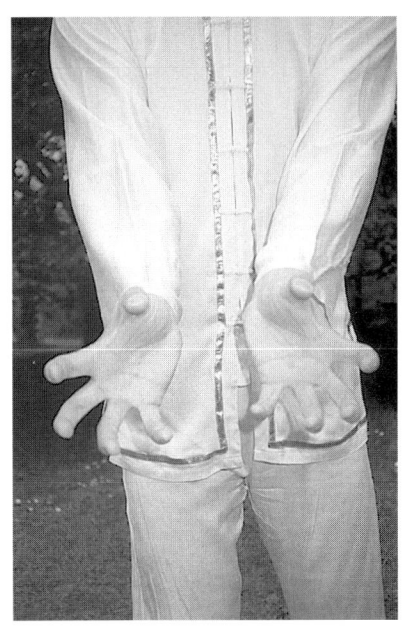
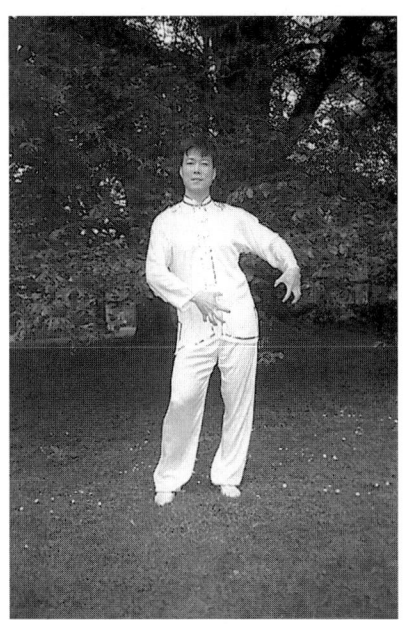

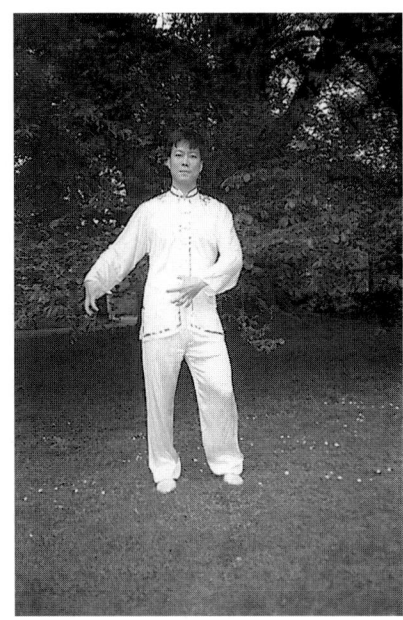

7. 36mal: Die Tigerkralle füllt die Energie auf.
   Locker gespannte Krallenhand, Hände pendeln zuerst nach links – rechte Hand vor dem Bauch –, dann nach rechts – linke Hand vor dem Bauch.
   Becken pendelt parallel.

60

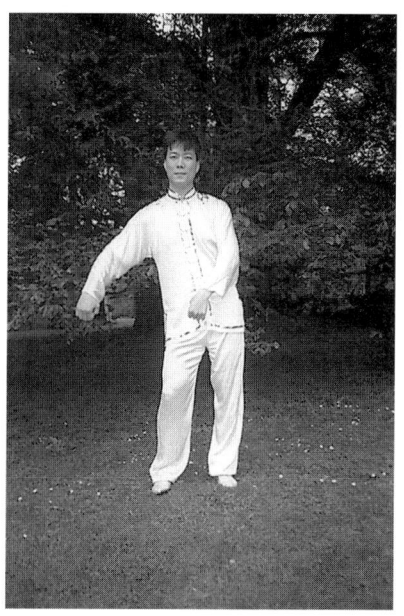 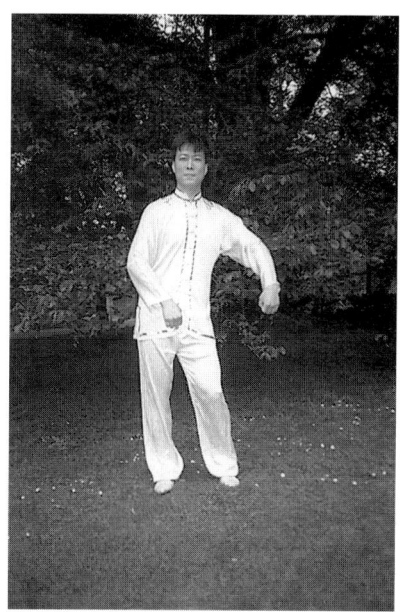

8. 36mal: Auf dem Holz links-, rechts-rutschen.
   Lockere Fäuste in ca. schulterbreitem Abstand in Beckenhöhe, als ob man einen Stock in beiden Händen hielte. Handrücken nach oben. Nach links und rechts linear pendeln.
   Becken pendelt gegensinnig.

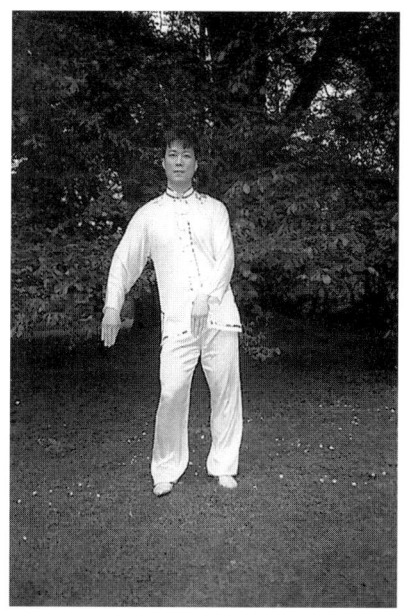 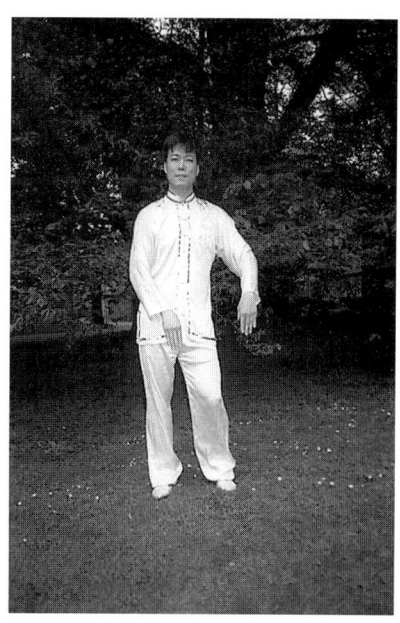

9. 36mal: Die Fingerspitzen nach unten stechen.
   Hände in ca. schulterbreitem Abstand, Handflächen schauen zum Bauch, den Daumen gestreckt anziehen, die übrigen vier Finger zusammenpressen. Mit beiden Händen gleichzeitig parallel – zuerst nach rechts – nach unten stechen. Dabei ist eine Hand immer vor der Mitte des Bauches.
   Becken pendelt gegensinnig, Hände rechts, Becken links, und umgekehrt.

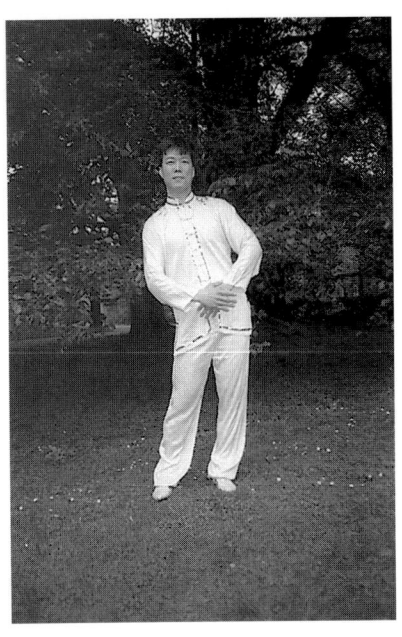 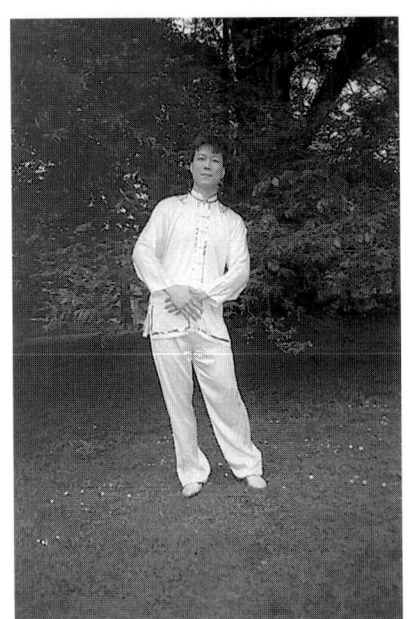

10. 36mal: Der alte Mann pendelt mit seiner Hüfte.
    Hände überkreuzt – berühren einander nicht, Handrücken nach vorne – 5 cm vor
    dem Nabel.
    Mann: linke Hand innen, rechte Hand außen;
    Frau: rechte Hand innen, linke Hand außen.
    Becken pendelt zuerst nach links, dann nach rechts. Langsam!! Ab der
    10. Übung bis zum Ende bleiben beide Knie gestreckt.

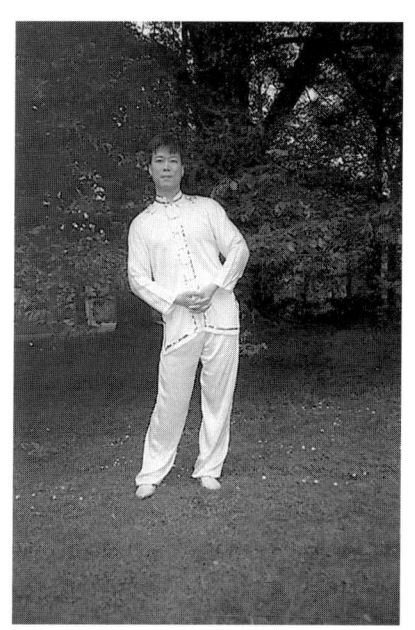
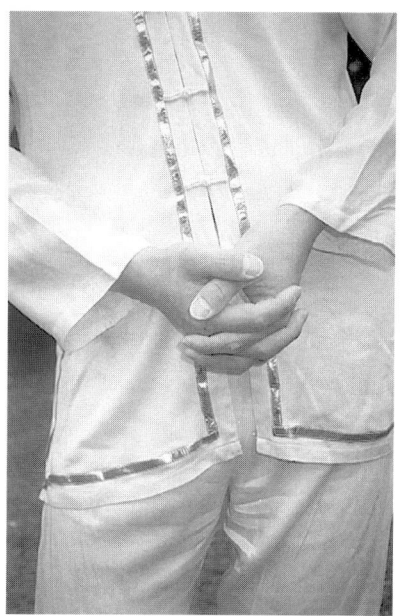

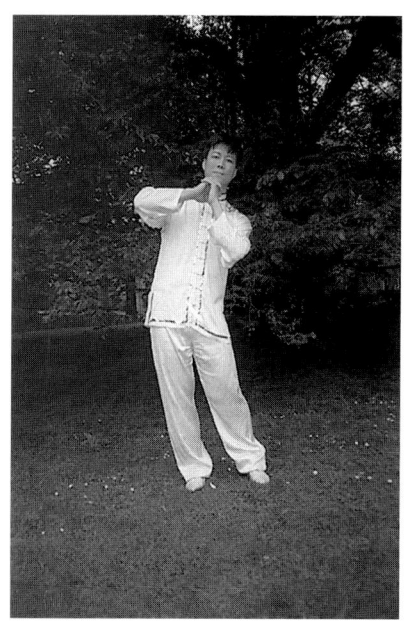

11. 36mal: Die verschränkten Finger malen die Kurve.
Finger verschränken, rechter Daumen außen, oben. Hände so in Bogen zwischen Becken und Halsgrube pendeln lassen.
Beckenpendeln: Hände unten – Becken links, Hände oben – Becken rechts; Knie bleiben gestreckt.

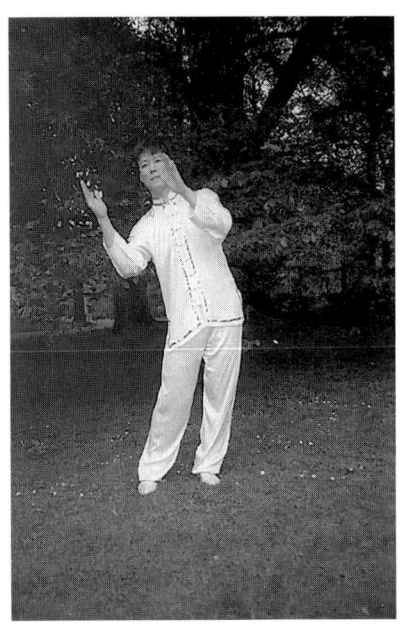
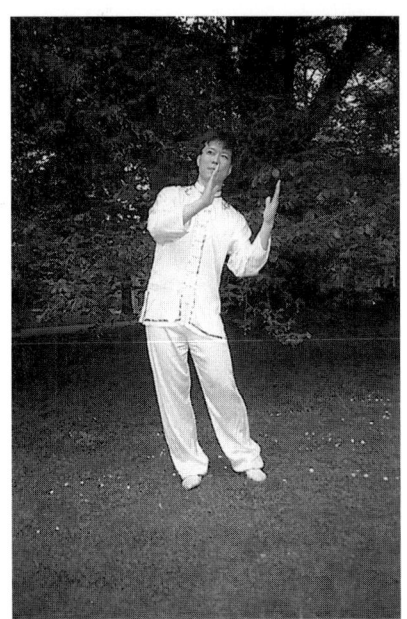

12. 36mal: Zum Himmel fliegen, Blumen schenken.
Handflächen schauen gegeneinander, ca. 15 cm Abstand, Fingerspitzen nach oben, Höhe der Halsgrube. Zuerst nach rechts, dann nach links pendeln.
Beckenpendeln gegensinnig, zuerst – Hände rechts – Becken links, dann umgekehrt. Knie gestreckt.

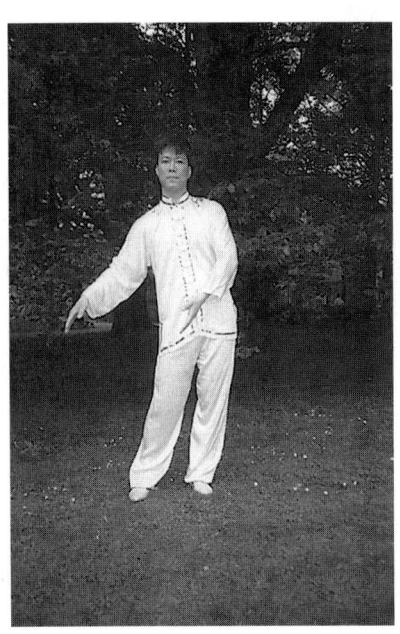
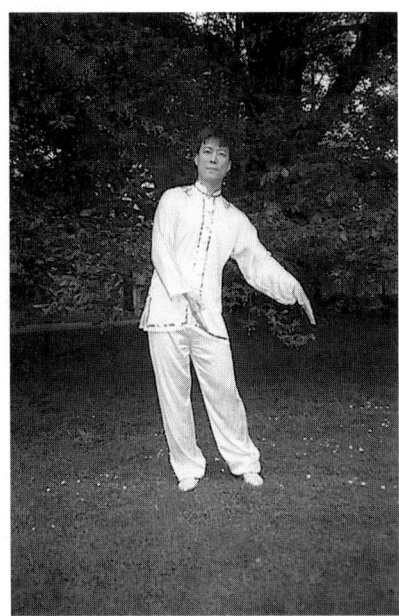

13. 36mal: Die Tochter des Himmels streut Blumen.
Hände in Bauchhöhe, Handflächen nach unten, Hände in ca. 15 cm Abstand voneinander. Zuerst nach rechts, dann nach links pendeln.
Becken pendelt gegensinnig, zuerst Hände rechts, Becken links, dann umgekehrt.

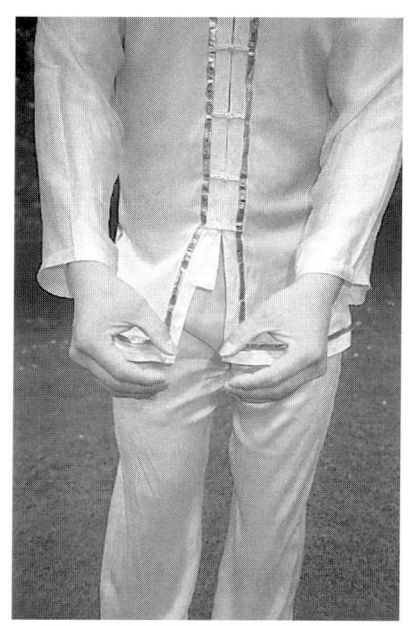
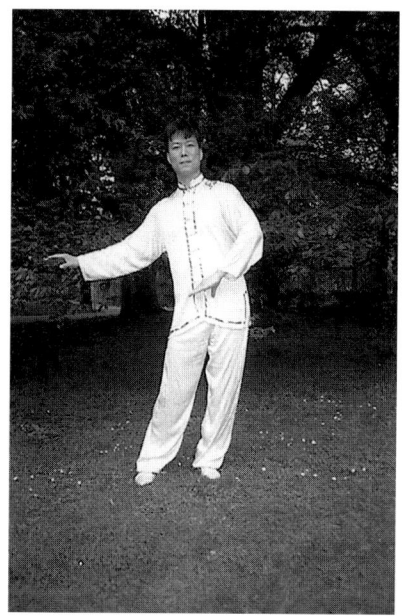

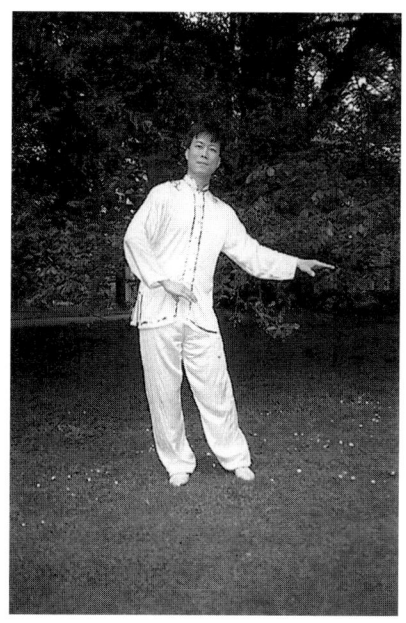

14. 36mal: Die lockere Faust füllt die Energie auf.
Die Hände formen abwechselnd einen „Entenschnabel", Handrücken nach oben. Damit klopft zuerst die linke Hand auf den Bauch unterhalb des Nabels, während die rechte Hand in Hüfthöhe nach rechts öffnet.
Becken pendelt – linke Hüfte draußen – linker Tigermund* beim Bauch.

---

* Als Tigermund wird die Region zwischen Daumen und Zeigefinger bezeichnet.

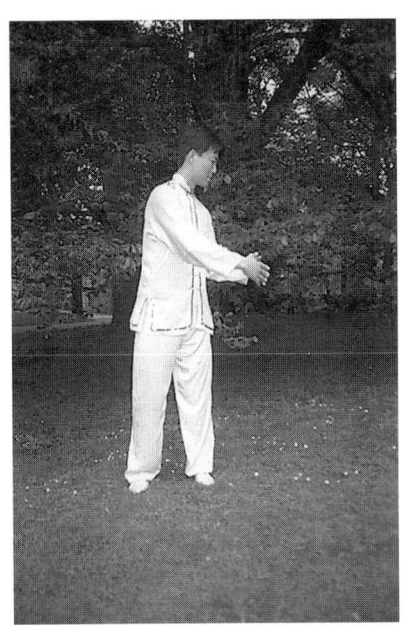
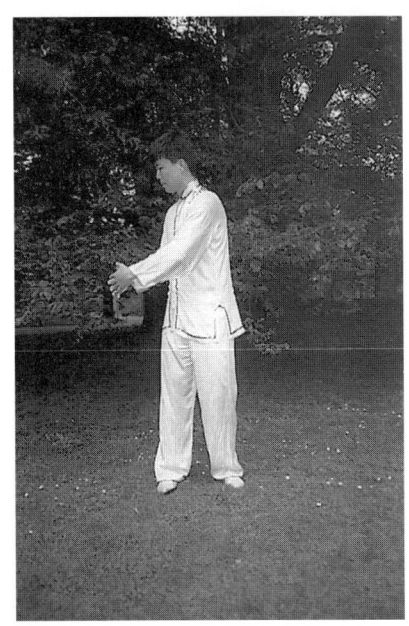

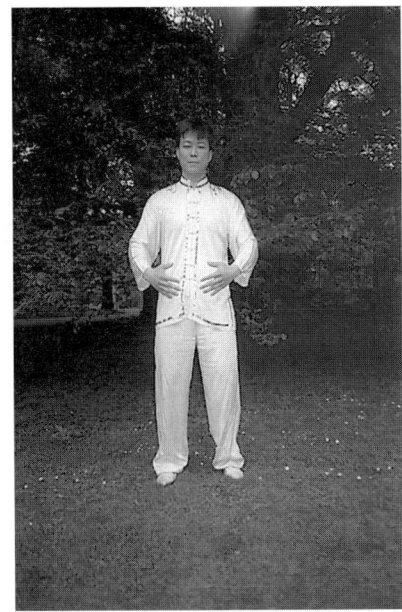

15. Drei Erleuchtete meditieren.
    Arme formen einen Kreis vor dem Bauch, Fingerspitzen in 10 cm Abstand. Die Hände in dieser Haltung zuerst nach links, dann nach rechts, dann in die Mitte führen. Beide Knie locker lassen. Ca. 3 Minuten stehen.

Ende wie Duft-Qigong I.

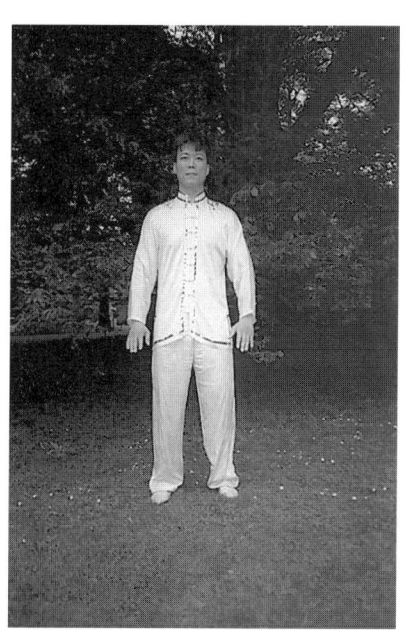

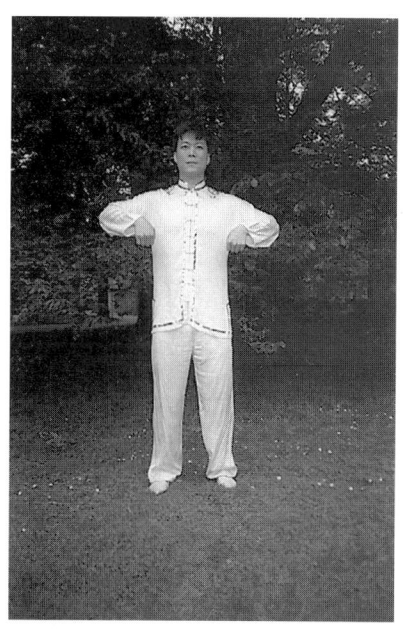

Schluß: Energie sammeln:
Hände bis in Schenkelhöhe senken,
Hände seitlich anheben bis in Schulterhöhe, dabei leichte Faust formen,
durch die Nase einatmen;

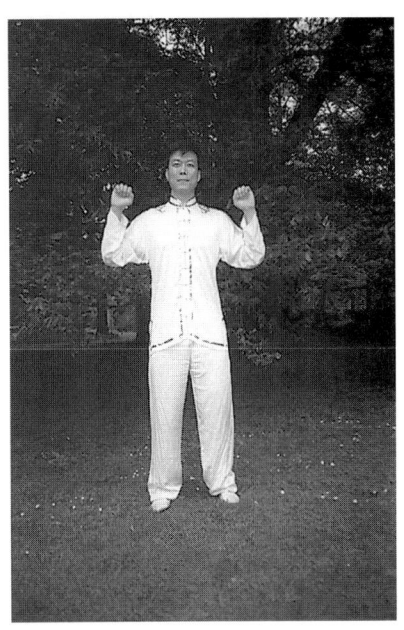 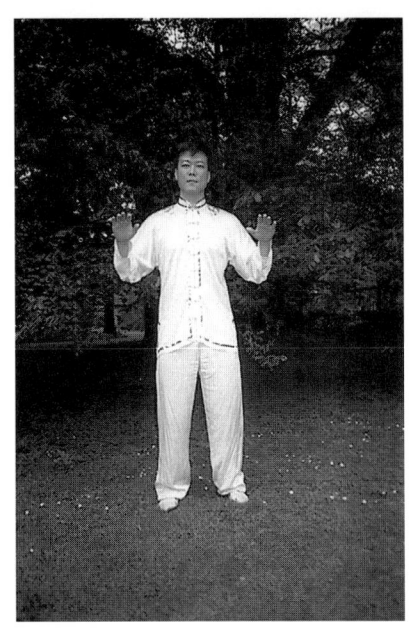

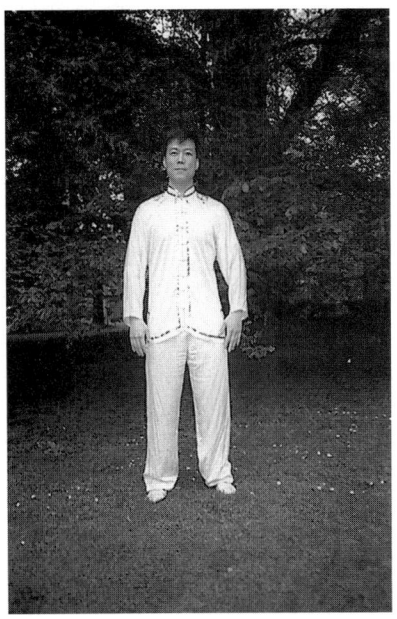 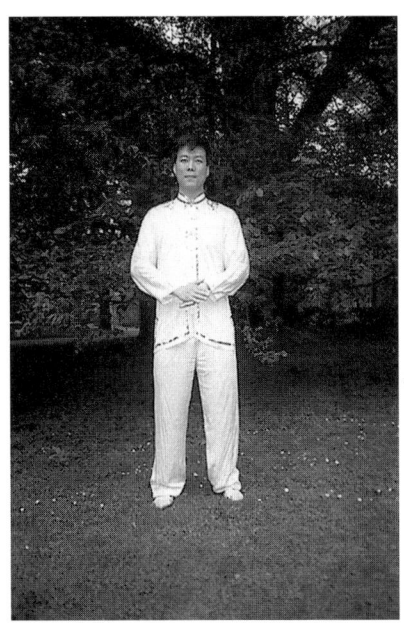

Faust öffnen und senken. Dabei durch den Mund ausatmen.
„Hände waschen",

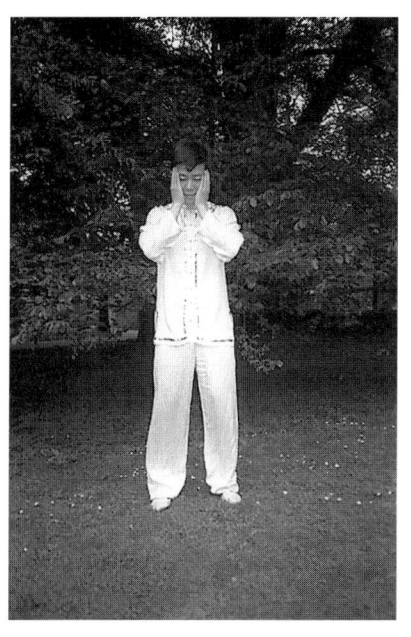
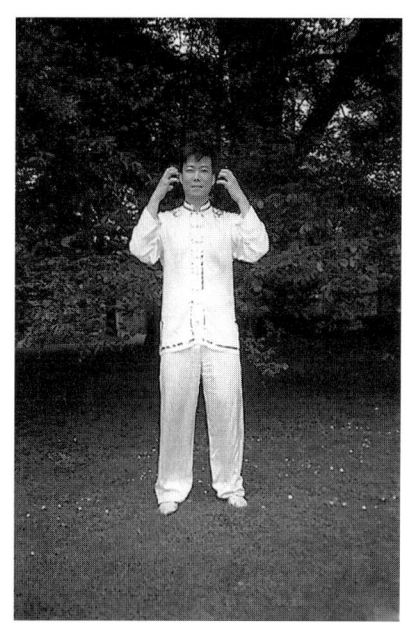

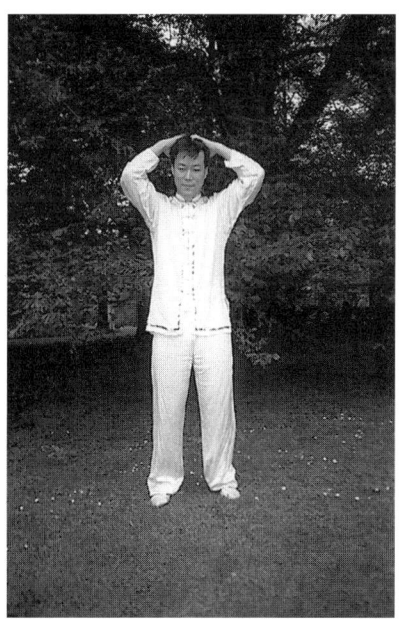
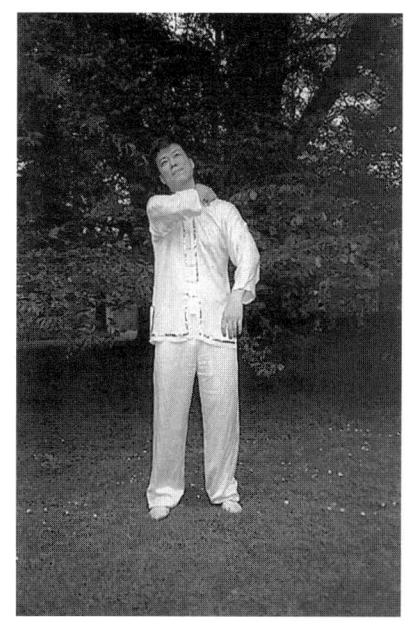

„Gesicht waschen", „Haare kämmen",
ev. schmerzende, kranke Stellen streichen,

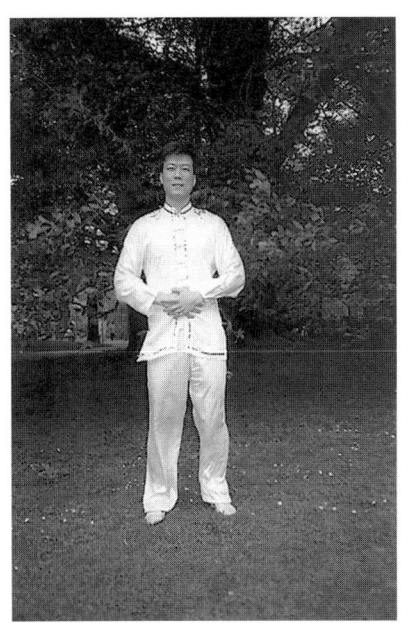
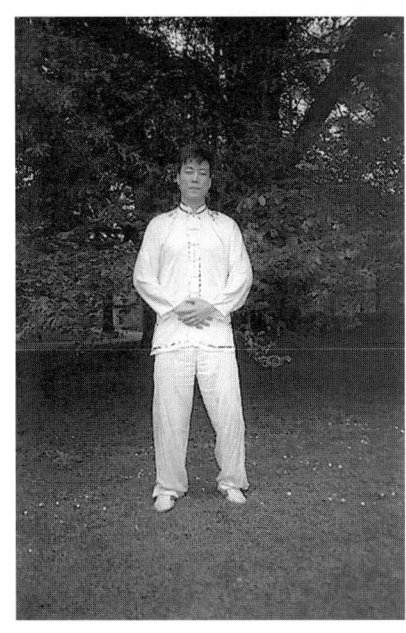

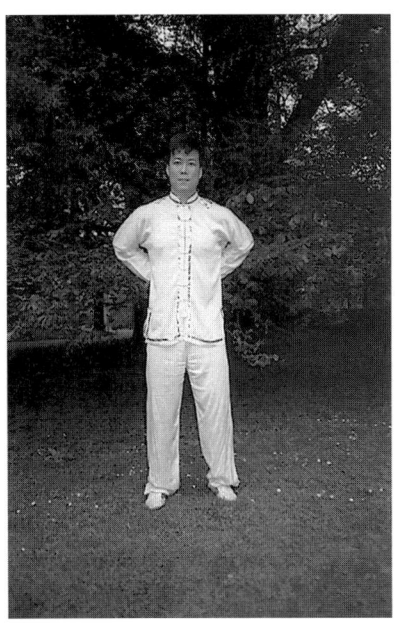
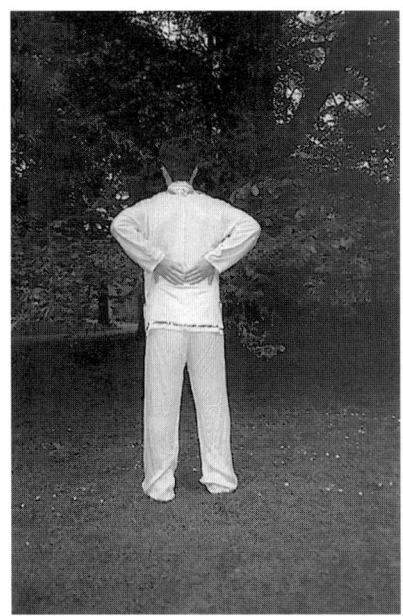

Hände streichen von Mitte der Brust nach unten,
Bauch massieren, Verstopfung: im Uhrzeigersinn, Durchfall: gegen Uhrzeigersinn,
Kreuz streichen.

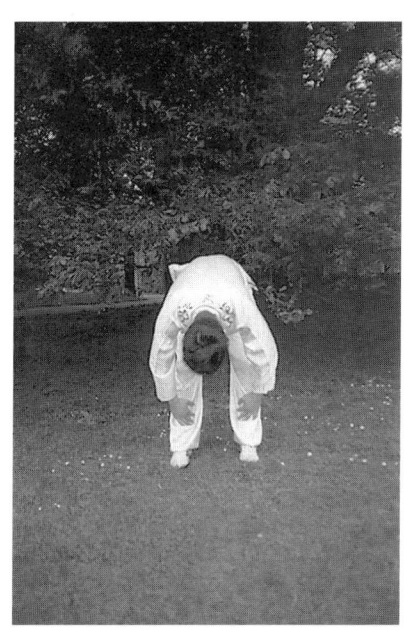 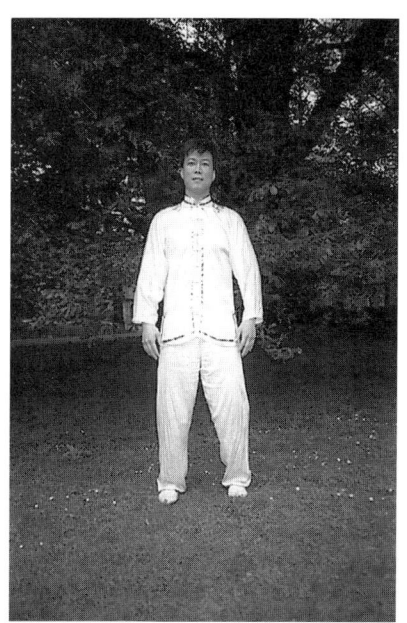

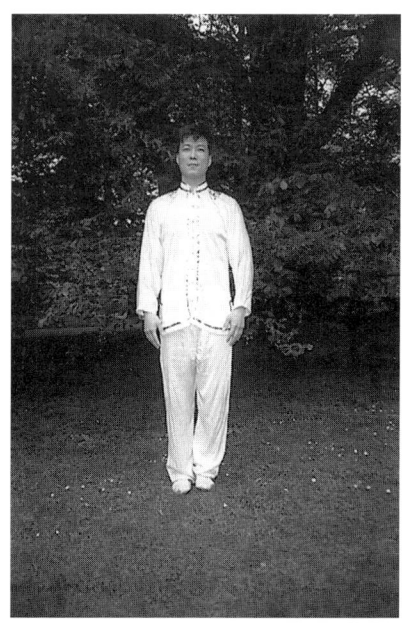

Beine mehrmals von oben nach unten streichen, seitlich, hinten, vorne innen, vorne außen, linken Fuß beiziehen.

SCHLUSSWORT: FÜNF WORTE ZU DUFT-QIGONG

Nicht zweifeln
Übung
Tugend
Erkennen
Geben

NICHT ZWEIFELN

Der Lehrer wiederholt diesen Satz immer wieder, weil die Wirkung von Duft-Qigong weniger gut und stark ist, wenn man den Effekt bezweifelt. Zweifel stört die positiven Signale der Lehrer-Schüler-Verbindung. Nicht zweifeln hingegen bedeutet, die Bereitschaft, die positiven Signale des Lehrers zu empfangen. Neben unbewußten Signalen zeichnet der Lehrer Formen auf und gibt Losungsworte weiter. Nur wenn man bereit ist, kann der Mikrokosmos Körper die Signale empfangen und verarbeiten. Nur so kommt es zu positiven Effekten.

ÜBUNG

Duft-Qigong lernen heißt, mit dem Lehrer üben, seine Signale empfangen. Duft-Qigong üben aber heißt, die Signale verarbeiten und selbst verwerten. Nur wenn man selbst – auch allein – weiterübt, erfährt man die entgiftende Wirkung von Duft-Qigong.

In unserer hektischen Welt zehren Arbeit und Streß an unseren Kräften. Manchmal sind wir gesund, aber wir werden auch gelegentlich krank – alte Krankheiten melden sich wieder, neue Krankheiten treten auf. Daher nützt es nichts, wenn man Duft-Qigong einmal in einem Kurs lernt und dann nicht selbst übt. Nur die regelmäßige Übung schützt dauerhaft vor negativen Umwelteinflüssen.

TUGEND

Tugend bedeutet, nichts Böses, sondern nur Gutes tun. Jeden Tag gute Gedanken denken, gute Taten tun, ehrlich sein, Liebe zur Natur und zum Universum – das führt zur Selbstbefreiung.

ERKENNEN

Die Bewegungen von Duft-Qigong sind ganz einfach, aber die Philosophie dahinter ist sehr tiefgehend. Der Weg führt über das Selbst-Fühlen zum Wissen, Erkennen – nicht umgekehrt. Wer erkennt, der bekommt. Deshalb ist es wichtig, Sinneseindrücke bewußt aufzunehmen – so sammelt man Wissen. Aber man soll seine Sinneseindrücke geistig verarbeiten und dann wieder üben. So wird das Wissen immer größer. Sinneserfahrung und Wissen bauen einander gegenseitig Stufe für Stufe auf.

GEBEN

Wer Duft-Qigong beherrscht, der soll sein Wissen weitergeben. Durch das Weitergeben bekommt man neue Eindrücke und macht neue Erfahrungen. Dadurch wird die eigene seelische und körperliche Harmonie weiter verbessert. Ist der Körper ganz gesund, dann ist der Geist frei und glücklich. Ist der Geist frei von negativen Gedanken, dann ist kein Gift im Körper. Die guten Gedanken sind wie ein wunderbarer Duft. Lassen Sie diese duftenden Gedanken von Mensch zu Mensch schweben – indem Sie Duft-Qigong weiter verbreiten.

ENTGIFTUNGSÜBUNG

Eine Übung, die man immer machen kann, auch wenn man gerade andere Qigong-Arten übt.

Am besten abends, vor dem Schlafengehen, einmal täglich zu üben:

Beide Hände mit den Handflächen nach unten in 20 cm Abstand über dem Kopf, Finger in ca. 10 cm Abstand, kreisen gleichzeitig im Uhrzeigersinn 20mal über dem Kopf.

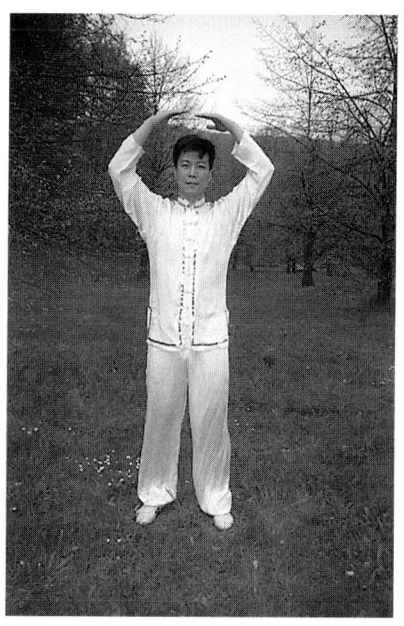
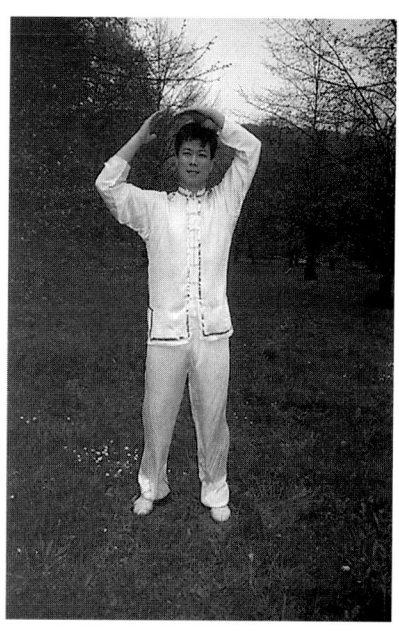

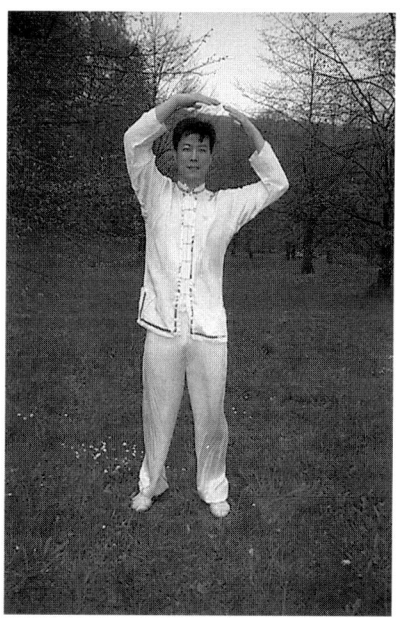
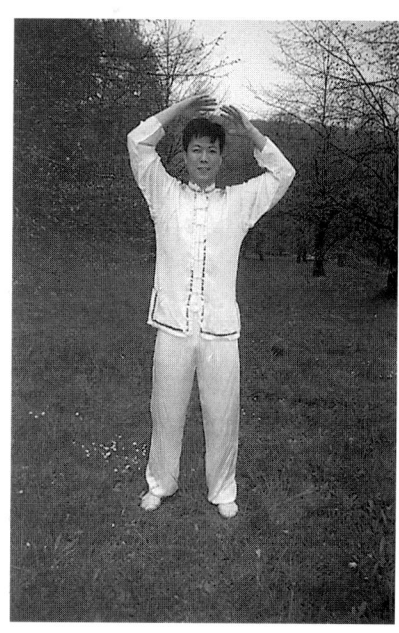

Nach 20mal, Fingerspitzen nach vorne unten, ohne den Körper zu berühren, mit den Händen den Körper vorne nach unten entlangstreichen bis unter die Knie. Dabei denken: „Jetzt schicke ich alle negative Energie in die Erde."

Diese beiden Übungen dreimal wiederholen.

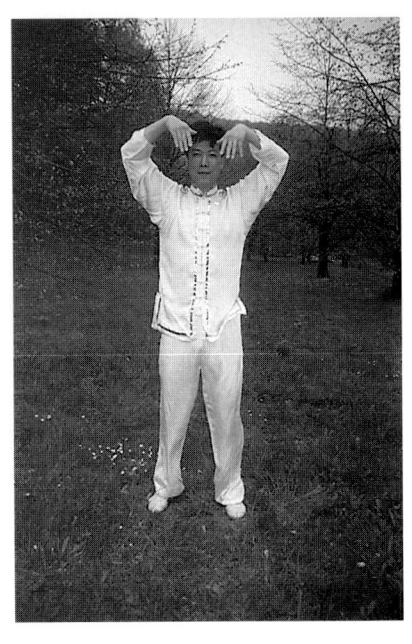

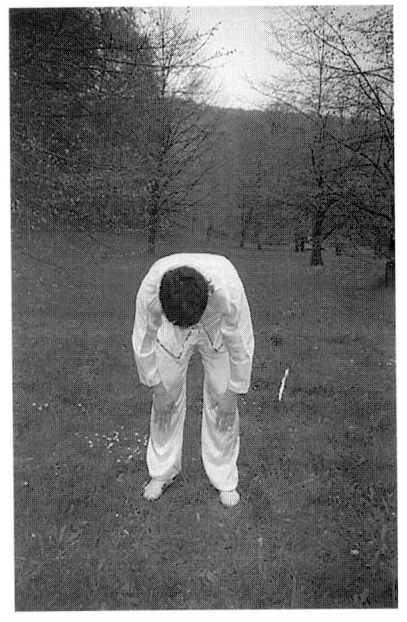

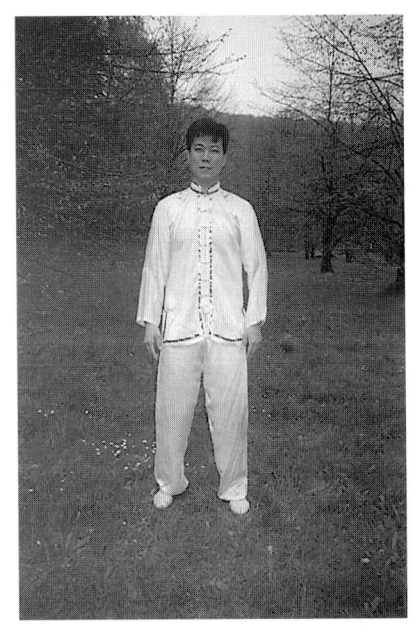

ANHANG:

ÜBERSICHTSTABELLEN ZU GRUNDLAGEN DER TRADITIONELLEN
CHINESISCHEN MEDIZIN

Tabelle 1: YIN- und YANG-Begriffe

YIN	YANG
Frau	Mann
Erde	Himmel
irdisch	himmlisch
Materie	Energie, Idee
materiell	ideell, energetisch
unten	oben
rechts	links
innen	außen
Wasser	Feuer
Kälte	Hitze
Winter	Sommer
Nacht	Tag
Schatten, Dunkelheit	Licht, Strahlen
Mangel	Überschuß
Unterfunktion, hypo-	Überfunktion, hyper-
chronisch	akut
leise	laut
Substanz, Morphologie	Funktion
innere Organe relativ zu	Haut, Körperoberfläche
parenchymatöse Organe	Hohlorgane
Meridiane an der Innenseite	Meridiane an der Außenseite
der Extremitäten	der Extremitäten

Tabelle 2: Die fünf Elemente der Traditionellen Chinesischen Medizin

ELEMENT:	HOLZ	FEUER	ERDE	METALL	WASSER
WACHSTUMS-PHASE	Keimen	Wachsen	Übergang in jede Phase möglich	Ernte	Bewahren, Speichern
YIN	nimmt ab	Minimum[14]	Übergang	nimmt zu	Maximum[15]
YANG	nimmt zu	Maximum[16]	Übergang	nimmt ab	Minimum[17]
JAHRESZEIT:	Frühling	Frühsommer	Spätsommer	Herbst	Winter
TAGESLAUF:	Morgen	Mittag	Übergang	Abend	Nacht
HIMMELS-RICHTUNG:	Osten links	Süden vorne	Mitte Mitte	Westen rechts	Norden hinten
AROMA:	sauer	bitter	süß	scharf, hantig	salzig
PLANETEN:	Jupiter	Mars	Saturn	Venus	Merkur
TIERE:	Hirsch	Affe	Bär	Kranich	Tiger?
TÖNE:	sü	ho	hu	ssss	chuey
VOLLORGAN:	Leber	Herz	Milz/Pankreas	Lunge	Niere
HOHLORGAN:	Gallenblase	Dünndarm	Magen	Dickdarm	Blase
MERIDIANE:	Le/G[18]	H/Dü[19]	MP/M[20]	Lu/Di[21]	N/B[22]
FUNKTION:	Verdauung	Transport	Ernährung	Trennung	Urogenitale
SCHICHT:	Muskel, Sehnen, Nägel	Unterhaut-zellgewebe, Gefäße	Muskel- und Bindegewebe	Haut und Körperhaar	Knochen und Kopf-haare
SYSTEM:	Bewegung	Geist	Nahrungs-verwertung	Respiration	Endo-krinium
ÖFFNER:	Auge	Zunge	Lippen, Wange	Nase	Ohr
FINGER:	Daumen	Zeigefinger	Mittelfinger	Ringfinger	Kleiner Finger

---

[14] In dem Augenblick, in dem das Yin am kleinsten ist, ist das Yang am größten. Und genau in diesem Augenblick beginnt das Yin wieder zu wachsen. Gilt für Yang vice versa.
[15] siehe Fußnote 14
[16] siehe Fußnote 14
[17] siehe Fußnote 14
[18] Leber/Gallenblase
[19] Herz/Dünndarm
[20] Milz, Pankreas/Magen
[21] Lunge/Dickdarm
[22] Niere/Blase

KLEINES GLOSSAR

BUDDHISMUS: Kam in der späten (östlichen) Han-Dynastie (24–220 n. Chr.) nach China. Drei Schlagworte: BUDDHA, LEHRE, MÖNCHSGEMEINDE: Buddha steht über Menschen und Göttern, da sie alle – falls sie schlecht handeln – in einer niedrigeren Daseinsform wiedergeboren werden können und Leben und Tod unterworfen sind!

Lehren des Buddhismus: „...die edle Wahrheit von der Aufhebung des Leidens: die totale Auslöschung des Durstes (der Begierde), ...das Loslassen von ihm, das Sich-Freimachen von ihm."

„Der achtfache richtige Weg:

Richtige Ansichten,
richtiges Denken und Wollen,
richtiges Sprechen,
richtiges Handeln,
richtige Beschäftigung,
richtiges Streben,
richtige Erinnerung,
richtige Meditation.

DANTIAN: Energiezentrum unterhalb des Nabels.

DAO DE JING: Meistübersetztes Buch Chinas. Aphorismensammlung. „Bibel" der Taoisten. Wahrscheinlich aus der Zeit der streitenden Reiche = zhan guo 481–221 v. Chr. → Laozi

Dao (Weg) ist der Ursprung allen Seins, die Urkraft, das Urprinzip,
De = Wirksamkeit des dao,
Jing = klassisches Werk.

DAOISMUS (alte Transkription: Taoismus): Der neugeborene Mensch ist durch das Wirken des Dao gut, mit fortschreitendem Alter überdecken Betriebsamkeit und Wissen das Dao, dadurch entstehen Egoismus, Begierde und Habsucht. Daher gegen Wissen und Lehren, für Handeln durch Nicht-Handeln, d.h. von selbst entwikkeln lassen, den Staat durch Nicht-Wissen regieren, Glück durch Reduktion der Wünsche und Begierden.

FÜNF ELEMENTE: Entstehen durch das Zusammenwirken von Yin und Yang. Eigentlich handelt es sich dabei nicht um Elemente, sondern um fünf Wandlungsphasen (wu xing) eines Ur-Dinges, das einmal als *Holz,* dann als *Feuer,* dann als *Erde/Asche,* dann als *Metall/Mineral* und dann als *Wasser* erscheint. Die fünf Elemente sind keine isoliert existierenden Begriffe, sondern es sind fünf Dinge, die einerseits auseinander entstehen, anderseits dadurch einander konsumieren. Aus einer tiefen Kenntnis der menschlichen Seele heraus heißt der Zyklus des Hervorbringens Mutter-Sohn-Zyklus, der des Konsumierens Sohn-Mutter-Zyklus: Die Mutter gibt und das Kind nimmt ein Leben lang. Wie man aus der Graphik ersehen kann, gibt es auch noch andere, etwas kompliziertere Beziehungen zwischen den fünf Elementen, wie Kontrolle, Überwältigung und Widerstand.

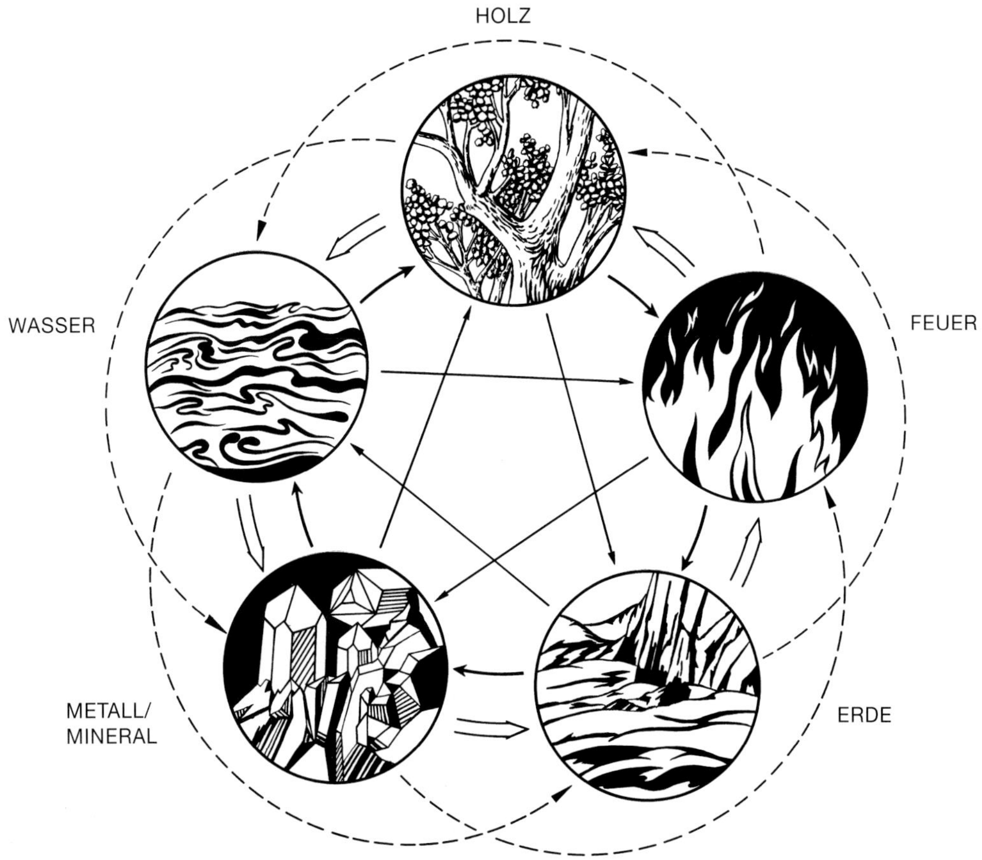

HOLZ

WASSER

FEUER

METALL/
MINERAL

ERDE

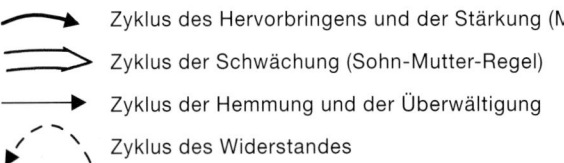

→ Zyklus des Hervorbringens und der Stärkung (Mutter-Sohn-Regel)

⇒ Zyklus der Schwächung (Sohn-Mutter-Regel)

→ Zyklus der Hemmung und der Überwältigung

⌒ Zyklus des Widerstandes

Die verschiedenen Beziehungen der fünf Elemente untereinander:

1. Hervorbringung, Förderung;
2. Hemmung, Kontrolle; aber auch der Überwältigung;
3. Widerstand;
4. Mutter-Sohn-Regel:
   a) Mutter-Sohn-Beziehung = Stärkung des Sohnes durch die Mutter (siehe 1.);
   b) Sohn-Mutter-Beziehung = Schwächung der Mutter durch den Sohn.

Zu jedem Element gehören viele Begriffe aus dem Makrokosmos Umwelt, aus dem Mikrokosmos Mensch. Alles, was zu einem Element gehört, nennt man einen Funktionskreis. Alle Teile eines Funktionskreises stehen zueinander in gleicher Beziehung wie die fünf Elemente.

Yin, Yang und die fünf Elemente sind systemisierte Naturbeobachtung, Beobachtung des Keimens, Wachsens, Erntens und Speicherns der Saat im Jahresablauf. Siehe Tabelle 2 auf Seite 76.

LAOZI 4. Jh. v. Chr. – TAOISTEN. Laozi = Alter Meister, Weiser, Volksreligion: Gott. Autor des Werkes Laozi = → Dao De Jing.

MERIDIAN: Energieleitbahn, in der nach chinesischer Vorstellung die Lebensenergie Qi und Blut zirkulieren und auf der die Akupunkturpunkte liegen. Es gibt Verbindungen zwischen Haut, Unterhautzellgewebe, Muskulatur und inneren Organen.

KONFUZIUS. 551–479 v. Chr. Leben bekannt aus Shiji, den Historischen Annalen des Sima Qian (ca. 145–86 v. Chr.). 551 v. Chr. geboren in Qufu im Staat Lu (Shandong). Name: Familie Kong. Kong fuzi = Meister Kong. Eigentlicher Name: Vorname Qiu. Zugeschrieben wird Konfuzius die Veranlassung der Kompilierung alter Lieder und Riten sowie mehrere Aphorismen-Sammlungen, deren bekannteste die Gespräche des Konfuzius, aufgezeichnet von seinen Schülern, sind.

KONFUZIANISMUS: Eigentlich keine Religion, sondern Philosophie: Alle Menschen sind grundsätzlich gleich, aber äußere Umstände bestimmen, in welche Richtung sie sich entwickeln – daher ist Erziehung wichtig!!!
   ZIEL: WIEDERHERSTELLUNG DER ALTEN HIERARCHISCHEN ORDNUNG WIE IN DER FRÜHEN ZHOU- ZEIT.

QI: Lebensenergie. Besteht aus einem ererbten Anteil – Konstitution – und aus den verwertbaren Anteilen von Luft und Nahrung. Qi kreist nach chinesischer Auffassung 24 Stunden – oder besser 12 Doppelstunden – durch den Körper, ist das Primum movens, bewegt das Blut, die Gliedmaßen, den Geist, wärmt und hält die Organe in Funktion, steuert die Atmung. Qi ist – kurz gesagt – die Summe all dessen, was den lebenden von einem toten Körper unterscheidet.

TAOISMUS: siehe Daoismus.

YIJING: Buch der Wandlungen: Orakelbuch, Kompilierung wird der Gruppe um Konfuzius zugeschrieben, Inhalt stammt vermutlich aus der Shang-Zeit (16.-11. Jh. v. Chr.). Mittels eines binären Systemes – durchgehende und unterbrochene Striche – werden aus je drei Strichen 8 Kombinationen gebildet, die sogenannten Trigramme. Durch Kombination von je 2 Trigrammen entstehen 64 Hexagramme. Mit Hilfe von Münzen oder Schafsgarbenstengeln kann eine aktuelle Kombination eruiert werden, für welche das Yijing Weissagungen enthält.

YIN UND YANG (siehe auch Tabelle 1 auf Seite 75): Philosophisches Weltprinzip auf dualistischer Basis. Yin und Yang bedingen einander, schließen einander aber auch aus – eine der zahlreichen Übersetzungen für Yin lautet Schattenseite, für Yang Sonnenseite eines Berges. Yin und Yang hängen aber auch voneinander ab: Ohne Yin – Materie – gibt es keine Energie – Yang; ohne schwingende Partikel – Yin – gibt es keine Wellenbewegung – Yang. Aus dem Zusammenwirken von Yin und Yang entstehen die fünf Elemente, die wieder ihrerseits eher dem Yin oder eher dem Yang zugerechnet werden.

LITERATUR

CHEN XINNONG (Hg.) (1987): Chinese Acupuncture and Moxibustion. Foreign Language Press, Beijing

China im Aufbau: Schattenboxen leicht gemacht. Aus der Reihe „Die große Mauer", Guoji Shudian, Fremdsprachendruckerei, Beijing Juli 1983

FUNG YULAN: Short History of Chinese Philosophy. (Erstausgabe 1948, 1966 Paperback). The Free Press, New York, Collier MacMillan Ltd., London

FEIFEL P. EUGEN: Geschichte der chinesischen Literatur. Dargestellt nach Nagasawa Kikuya: Shina Gakujutsu Bunggeishi. Wissenschaftliche Buchgesellschaft, Darmstadt, 1959, 2. Aufl., 154–155

FRANKE HERBERT / TRAUZELLTEL ROLF: Das Chinesische Kaiserreich. Fischer Weltgeschichte Bd. 19, Fischer Taschenbuchverlag, Frankfurt a.M., 1988, 1. Aufl. 1968

GRANET MARCEL: Das chinesische Denken. Suhrkamp Taschenbuch Wissenschaft 519, Frankfurt a. M., 1. Aufl. 1985. Originalausgabe: La pensee chinoise. Albin Michel Verlag, Paris

HOFFMANN KAYE / REDL FRANZ: Tao - Tanz. Die fünf Wandlungsstufen menschlichen Bewußtseins. Oktopus Verlag, Wien, 1990

HUANGDI NEIJING SUWEN: Innerer Klassiker des gelben Kaisers, elementare Fragen. (Ca. 300–100 v. Chr.). Siehe Chongguang Buzhu Huangdi Suwen und Übersetzungen siehe Schnorrenberger, Van Nghi, Veith

JIAO GUORUI: Das Spiel der 5 Tiere. Medizinisch Literarische Verlagsgesellschaft, Uelzen, 1992

KAPTCHUK, TED (1990): Das große Buch der Chinesischen Medizin. Scherz Verlag, Bern, München, Titel des Originals: The Web Has No Weaver. Understanding Chinese Medicine. Copyright 1983

KÖNIG G., WANCURA I. (1989): 100 Jahre in Gesundheit leben. Maudrich Verlag Wien, München, Bern

KUBIENA G.: Kleine Klassik für die Akupunktur. Maudrich Verlag Wien, München, Bern 1995

KUBIENA G./ MENG A. (1995): Taiji Quan – die Vollendung der Bewegung. 2. Aufl., Maudrich Verlag Wien, München, Bern

KUBIENA G., MENG A., PETRICEK E., PETRICEK U. (1991): Handbuch der Akupunktur – der traditionell chinesische und der moderne Weg. Orac-Verlag, Wien

KUBIENA G. (1994): Bewegungsmangel – Taiji ist einen Versuch wert. Dtsche Zschr. f. Akupunktur, 37., 1, S. 21–24

LADSTÄTTER OTTO, LINHART SEPP (1983): China und Japan. Die Kulturen Ostasiens. Verlag Carl Ueberreuter, Wien, Heidelberg

LIU BING QUAN (Kompilator) (1988): Optimum Time for Acupuncture. A Collection of Traditional Chinese Chronotherapeutics. Shandong Science and Technology Press, 868–974

LIN YUTANG (Hg.) (1976): Die Weisheit des Laotse. 3. Aufl., 1. Auflage 1955, Fischer Taschenbuch Verlag, Frankfurt a.M.

Maciocia Giovanni (1994): Die Grundlagen der Chinesischen Medizin. (Englische Erstausgabe 1989). Verlag für Traditionelle Chinesische Medizin Dr. Erich Wühr, Kötzting

Ross Jeremy (1984): Zang Fu. Die Organsysteme der traditionellen chinesischen Medizin. Funktionen, Beziehungen und Disharmoniemuster in Theorie und Praxis. Übersetzung: Wolfgang Schreiner. Englische Erstausgabe 1984, Deutsche Auflage 1992. Medizinisch literarische Verlagsgesellschaft, Uelzen

Schmidt Glintzer Helwig (1991): Geschichte der Chinesischen Literatur. Scherz Verlag, Bern, München, Wien

Schwarz Ernst (Hg. und Übersetzung) (1978): Laudse Daudedsching. Verlag Philipp Reclam jun., Leipzig

Sima Qian (ca .145–90 v. Chr.): Shiji (Historische Annalen) zit. bei Liu Bing Quan 36 ff.

Schnorrenberger C. / Kiang Ching-Lien (Hg. und Übersetzer) (1974) Klassische Akupunktur Chinas. Ling Kü King. Des gelben Kaisers Lehrbuch der inneren Medizin, 2. Teil. Hippokrates Verlag, Stuttgart

Van Nghi, Nguyen (1984): Hoang Ti Nei King So Quenn. Deutsche Übersetzung aus dem Französischen: Heinke Wolfgang. Medizinisch Literarische Verlagsgesellschaft Uelzen, 1977

Veith Ilza: The Yellow Emperor's Classic of Internal Medicine. (New Edition, University of California Press 1949 und 1972). Zit. b. Van Nghi.

Prof. Dr. med. G. KUBIENA – ZHANG X. P.

TAIJI QUAN – Die Vollendung der Bewegung
24 Übungen • Yang-Stil • Peking-Schule

2. überarbeitete Auflage, 114 Seiten, 321 Abbildungen, kart.;
ISBN 3-85175-637-1; öS 298,–/DM/SFr 42,–

Taiji wird bei uns meistens als „Schattenboxen" bezeichnet, weil viele Bewegungen des Taiji aus dem Kampfsport kommen, aber gleichsam in Zeitlupe ausgeführt werden. Es dient der Bekämpfung „innerer" Feinde, also von Krankheit und Schwäche. Taiji fördert außerdem u. a. das Selbstbewußtsein, die Konzentration, die Harmonie der Seele, die Beweglichkeit und auch die Kondition. Warum sollten Sie nun gerade dieses Taiji-Buch kaufen?

WEIL DAS VORLIEGENDE EIN BESONDERS GUTES TAIJI-BUCH IST, WEIL ZHANG XIAO PING BESONDERS SCHÖNES TAIJI LEHRT, WEIL ER EIN BESONDERS GUTER LEHRER UND SEIN STIL UNVERGLEICH-LICH ELEGANT IST UND

– weil der Text nicht einzelne Bewegungen von Händen und Füßen beschreibt, sondern für jede Phase des Taiji Haltung und Koordination der Aktivitäten von Körper, Armen, Händen, Beinen, Füßen und Augen präzisiert;

– weil der Text in jeder Phase detailliert mit dem Meister in der Praxis erarbeitet wurde;

– weil jede Phase der Bewegung in mehr als 200 Meisterphotos (ergänzt durch Detailaufnahmen) gezeigt wird;

– weil die Bewegungsabläufe durch Richtungspfeile und ein klares System der Orientierung nach Himmelsrichtungen nachvollziehbar werden;

– weil Bild und Text koordiniert sind und dadurch lästiges Suchen und Blättern wegfällt.

Tausende begeisterte Anwender, die die 1. Auflage erworben haben, können dies bestätigen und haben innerhalb kurzer Zeit eine 2. erweiterte, überarbeitete Auflage notwendig gemacht.

Es ist als praktisches Übungsbuch für die 24 Übungen des Yang-Stils der Peking-Schule konzipiert. TAIJI QUAN, verfaßt von der Ärztin G. Kubiena und dem Taiji-Lehrer Zhang X. P. – die Vollendung der Bewegung.

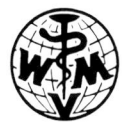

VERLAG WILHELM MAUDRICH
WIEN • MÜNCHEN • BERN

Weitere Bücher der Autorin:

Die neuen Extrapunkte in der chinesischen Akupunktur
Prof. Dr. med. G. KUBIENA - Dr. Alexander MENG
Lehrbuch, Atlas und Behandlungsprogramm mit den von der WHO empfohlenen und in China gesetzlich festgelegten 48 Extrapunkten
102 Seiten, 8 Tabellen, Format 28 x 21 cm, 2 fünffarbige Tafeln (54 x 38 cm), kart.;
ISBN 3-85175-598-7; öS 390,-/DM 56,-/SFr 55,-
Fundiertes Wissen, sowohl um die Akupunktur als auch um die Schulmedizin zeichnen dieses Buch der bekannten Autoren aus. Die Begriffe "Neupunkte", "Punkte außerhalb der Meridiane" werden nun als Extrapunkte klar definiert und beschrieben. Ein umfassendes Indikationenregister dient - auch dem noch wenig Erfahrenen - als Hilfestellung. Übersichtliche Tabellen und Falttafeln machen dieses Buch besonders anwenderfreundlich.

In Vorbereitung:

Kleine Klassik für die Akupunktur - Eine einfache Einführung in die Grundlagen der traditionellen chinesischen Medizin
Prof. Dr. med. G. KUBIENA
ca. 96 S., viele Abbildungen, kart.; ISBN 3-85175-659-2; ca. öS 240,-/DM 35,-/SFr 35,-
Das Büchlein selbst ist bereits ein kleiner Klassiker. Es bringt das Gedankengut der traditionellen chinesischen Medizin, die den Menschen als Mikrokosmos im Makrokosmos sieht, das Qi-Konzept, die Yin-Yang-Lehre und die 5 Elemente, Behandlungsregeln und einen Überblick über die Syndrome nach den 8 Prinzipien. Das Buch ist sowohl für den Anfänger, sozusagen als "Einstiegsdroge" in die faszinierende Welt der traditionellen chinesischen Medizin, als auch für den Fortgeschrittenen geeignet, weil es wohl einfach, aber außerordentlich übersichtlich und daher nicht nur ein Lehrbuch, sondern auch ein kleines Nachschlagewerk ist.

Chinesische Syndrome verstehen und verwenden
Prof. Dr. med. G. KUBIENA
Dieses Buch ist sowohl für Fortgeschrittene als auch für Anfänger geeignet (Grundlagen der traditionellen chinesischen Medizin im Anhang), ist Lehrbuch und Nachschlagewerk zugleich und Basis für das Verständnis zahlreicher anderer Publikationen über chinesische Syndrome.

Koreanisch-chinesische Handakupunktur
Prof. Dr. med. G. KUBIENA - Dr. You Song MOSCH-KANG
ca. 32 S., ca. 15 Abb., 2 ausklappbare Farbfalttafeln (42x54cm), kart.; ISBN 3-85175-652-5;
ca. öS 390,-/DM 56,-/SFr 55,-
Dieses Buch faßt in übersichtlicher Weise alle koreanischen und chinesischen Akupunkturpunkte der Hand zusammen. Die Hand ist eine der sensibelsten Regionen des menschlichen Körpers. Hier finden sich auf kleinstem Raum zahlreiche Akupunkturpunkte: bekannte Meridianpunkte, aber auch Extrapunkte und spezielle Handpunkte. In der Hand spiegelt sich also der gesamte menschliche Körper und das macht sich die Akupunktur zunutze. Akupunkturpunkte an der Hand sind besonders in Akutsituationen wirksam, außerdem haben sie den Vorteil, daß sich der Patient nicht auszuziehen muß.

Die Kardinalpunkte in der chinesischen Akupunktur
Lehrbuch, Atlas und Behandlungsprogramme
Prof. Dr. med. G. KUBIENA - Dr. Alexander MENG
Ein besonders benutzerfreundliches Buch, das nicht nur die Kardinalpunkte und "Wundermeridiane" bringt, sondern auch einen ausgedehnten Indikationsteil mit Behandlungsanleitungen hat, wo neben den Akupunktur-Programmen gleich die Punkt-Lokalisationen beschrieben sind, um das lästige Blättern zu vermeiden. Ein Kommentar zum Einsatz der einzelnen Punkte ergänzt die Programme. So ist das Buch weit mehr als eine Gebrauchsanweisung: Der Benützer lernt auch, warum wann welche Punkte indiziert sind.

VERLAG WILHELM MAUDRICH
WIEN • MÜNCHEN • BERN

Dr. med. G. KÖNIG – Dr. med. I. WANCURA

100 JAHRE IN GESUNDHEIT LEBEN

121 Seiten, 70 zweifarbige Abbildungen, kart.; ISBN 3-85175-507-3; öS 198,–/DM/SFr 29,–

Atemtherapie, Selbstmassage und körperliche Bewegung nach altchinesischer Tradition. Eine Anleitung mit Bildern.

Die auf dem Gebiet der Akupunktur weltbekannten Ärzte Dr. G. König und Dr. I. Wancura stellen mit dem vorliegenden Buch die im Reich der Mitte Jahrhunderte lang geübten Praktiken von Bewegungstraining, Atemtherapie und Selbstmassage vor. Das Buch richtet sich an alle, die bewußter leben wollen und durch körperliches und mentales Training Krankheiten und frühzeitigem Altern vorbeugen möchten; an Ärzte, die mit Akupunktur behandeln und deren Patienten.

Die Übungen – eine Mischung aus Akupressur, Akupunktur-Massage, Atem- und Konzentrationsübungen – werden in China üblicherweise in Gruppen durchgeführt. Dieses Buch soll durch seinen allgemein verständlichen, knappen Text, Merkverse und viele Abbildungen den einzelnen anregen, regelmäßig kurze Zeit seiner Gesundheit zu widmen.

In gleicher Weise wird es als Unterstützung einer Akupunkturbehandlung bei bereits bestehenden Gesundheitsschäden von großem Nutzen sein.

F. T. LIE – Dr. med. H. SKOPEK

CHINESISCHE HEILMASSAGE Tuina-Therapie • Akupressur

(Praxis und Theorie der Neuen Chinesischen Akupunktur, hrsg. v. G. König – I. Wancura, Band 4)

247 Seiten, 187 Abbildungen, 4 Tabellen, geb.; ISBN 3-85175-423-9;
öS 660,–/DM 95,–/SFr 94,–

Zwei hervorragende Kenner der chinesischen Medizin verfaßten ein kongeniales Werk über die chinesische Heilmassage, das sich an den informierten, anspruchsvollen Leser wendet, dem die einfachen, populärwissenschaftlichen Broschüren und Bücher zu oberflächlich und unpräzise sind. Jahrtausende alte Erfahrungen werden mit den modernsten wissenschaftlichen Erkenntnissen des Westens zu einem praxisorientierten Werk, das jeden, ob Arzt, Heilmasseur oder Patient, begeistern wird.

Es beschreibt die Wirkungsweise der chinesischen Massage nach den Gesichtspunkten der westlichen Medizin. Es werden die Grundgriffe, wie Schieben, Drücken, Greifen, Anheben, Friktieren usf. dargestellt.

Anschließend werden die Massagemanipulationen (Akupressur) an den einzelnen Körperregionen beschrieben und die genannten Massagegriffe anhand von instruktiven schematischen Zeichnungen erläutert.

Ein eigenes Kapitel befaßt sich mit Behandlungsvorschlägen der einzelnen Krankheitsbilder, Intensität und Dosierung der Massage und den möglichen Reaktionen.

Im ausführlichen Massagebehandlungsteil wird die Behandlung der Krankheiten, nach Symptomatik und Massagetechnik gegliedert, dargelegt, wobei die westliche Diagnose jeweils angeführt wird.

Es werden die chinesischen Prinzipien, wie Ben-Wesen einer Krankheit, Zhen-Qi-Abwehrfunktion, Yi-Qi-Krankheitsfaktoren usw. beschrieben. Wichtige Hinweise zu Gleitmitteln und Heilkräuterauszügen ergänzen diesen praktischen Teil.

Da man sich in China der Zusammenhänge zwischen Krankheit und Psyche schon immer mehr bewußt war als im Westen, wird diesem wichtigen Thema ein abschließendes Kapitel gewidmet.

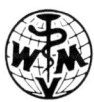

VERLAG WILHELM MAUDRICH
WIEN • MÜNCHEN • BERN

Dr. med. H. TENK

PUNKTMASSAGE

Für Erste Hilfe und Energieausgleich

Nach den Regeln der chinesischen Akupunktur, den Beziehungen zur Kneipptherapie sowie allgemeinen Gesundheitsregeln

129 Seiten, 130 Abbildungen, geb.; ISBN 3-85175-569-3; öS 220,–/DM/SFr 32,–

Die bekannte Autorin, Frau MR Dr. Tenk, Verfasserin vieler grundlegender Werke über Akupunktur, legt nun ein Praktikum der Punktmassage für die Erste Hilfe und den Energieausgleich als vorbeugende Maßnahme vor. Es war der Wunsch von Teilnehmern der vielen Ärzte- und Laienkurse an die Autorin, ein Buch zu schaffen, das dem Leser ermöglicht, auch ohne Kurs die wichtigsten Punktlokalisationen zu erlernen.

Es werden achtzig für die praktische Anwendung wichtige Punkte vorgestellt, die es ermöglichen, im Körper vorhandene energetische Spannungen zu regulieren und die innere Harmonie im Körper wieder herzustellen. Viele Patienten, die mittels Akupressur oder Akupunktur erfolgreich behandelt werden, fragen sich: „Was ist mit mir geschehen, wie ist in wenigen Minuten diese Veränderung in meinem Körper möglich?" Auch diesen Menschen kann das Buch Einblick und Aufschluß über die Wirkungsmechanismen der Akupressur geben. Der Schwerpunkt wird jedoch auf die Praxis gelegt. Die Lokalisation der Punkte, von der die entscheidende Wirkung abhängt, wird klar und übersichtlich dargestellt und somit eine präzisere Stimulierung ermöglicht, die eine sichere Beseitigung der Beschwerden und Krankheiten gewährleistet bzw. diesen vorbeugt.

Es werden ausführlich die Technik der Akupressur bei verschiedensten Erkrankungen, z. B. Erkrankungen der Atemwege, bei Magen- und Darmstörungen, Kopfschmerzen, Wirbelsäulen- und Gelenkschmerzen beschrieben, aber auch funktionelle Störungen wie Schlaflosigkeit, Menstruationsbeschwerden, Herzbeschwerden etc. behandelt.

Ein Buch, das jeden, ob Arzt oder Patient, durch seine prägnante, mit vielen Zeichnungen illustrierte Darstellung wirksamer Techniken, die einen raschen Erfolg gewährleisten, begeistern wird.

Dr. med. H. Tenk

SOFORTHILFE MIT AKUPRESSUR

Für Schulärzte, Lehrer, Schüler und Laienhelfer

3. überarbeitete Auflage, 60 Seiten, zahlreiche erklärende Zeichnungen, kart.;
ISBN 3-85175-649-5; öS 120,–/DM/SFr 18,–

Dieses Buch stellt eine Hilfe in allen Notsituationen des täglichen Lebens dar, wenn kein Arzt zur Stelle ist oder auf diesen gewartet werden muß.

Die Autorin hat in kurzer und prägnanter Form eine Übersicht der wichtigsten Notfälle und deren Behandlung durch Akupressur, also ohne Gerät und Medikament, gegeben. Mit dieser Methode der Traditionellen Chinesischen Medizin läßt sich jede akute Notsituation „in den Griff" bekommen, wie Nasenbluten, Lumbago, Kopfschmerzen, Kreislaufkollaps, Zahnschmerzen, akuter Durchfall, Koliken, Wadenkrämpfe, akute Harnverhaltung usw.

In klaren Skizzen werden Erklärungen zu jeder Maßnahme gegeben.

Das Format des Buches ist so gewählt, daß es in jedes Handschuhfach und jede Tasche paßt und daher stets zur Hand sein kann.

VERLAG WILHELM MAUDRICH
WIEN · MÜNCHEN · BERN